La mise en conserve du Prepper
Prepper
et guide de conservation
2024

Un manuel étape par étape pour
Stockage des aliments à long
terme et préparation aux
situations d'urgence.

Mise en conserve, séchage et
congélation
Aidez-vous et votre famille
Survie et urgence

LESMOTLEY

Avertissement légal

Les informations contenues dans ce livre et son contenu ne sont pas conçues pour remplacer ou remplacer toute forme de conseil médical ou professionnel ; et ne vise pas à remplacer le besoin de conseils ou de services médicaux, financiers, juridiques ou autres professionnels indépendants, selon les besoins.

Le contenu et les informations de ce livre ont été fournis uniquement à des fins éducatives et de divertissement. Le contenu et les informations contenues dans ce livre ont été compilés à partir de sources jugées fiables et sont exacts au meilleur des connaissances, informations et convictions de l'auteur.

Cependant, l'Auteur ne peut en garantir l'exactitude et la validité et ne peut être tenu responsable des erreurs et/ou omissions. De plus, des modifications sont périodiquement apportées à ce livre selon les besoins. Le cas échéant et/ou nécessaire, vous devez consulter un professionnel (y compris, mais sans s'y limiter, votre médecin, avocat, conseiller financier ou tout autre conseiller professionnel) avant d'utiliser l'un des remèdes, techniques ou informations suggérés dans ce livre.

Table des matières

Introduction

Pour tous ceux qui veulent se préparer à toutes les situations, la conservation des aliments est indispensable.

Avec le guide de mise en conserve et de conservation de Prepper, vous apprendrez comment mettre en conserve, sécher et congeler des aliments pour les conserver à long terme, afin que vous puissiez vous assurer que votre famille est nourrie, peu importe ce que l'avenir vous réserve.

Ce guide étape par étape vous guidera à travers les tenants et les aboutissants de la conservation des aliments, du choix du bon équipement à la mise en conserve et à la conservation en toute sécurité de différents types d'aliments.

Avec ce guide, vous serez prêt à tout, qu'il s'agisse d'une catastrophe naturelle ou d'un ralentissement économique.

Commençons.

CHAPITRE 1

LES BASES DE LA CONSERVE ET PRÉSERVATION

Au fil des saisons, la générosité de la nature nous offre une abondance de fruits, de légumes et d'herbes, offrant une symphonie sensorielle de couleurs, de saveurs et d'arômes.

Pourtant, le caractère éphémère de cette récolte nous pousse à chercher des moyens de prolonger sa durée de vie, en capturant l'essence d'une fraîcheur maximale à savourer tout au long de l'année. Entrez dans l'art et la science séculaires de la mise en conserve et de la conservation – une pratique culinaire qui transforme les moments éphémères d'abondance en bocaux de bonté préservée, encapsulant l'essence de chaque saison.

Racines historiques de la mise en conserve

Plonger dans le monde de la conserve et de la conservation, c'est embarquer pour un voyage dans le temps, en remontant les racines de cet artisanat culinaire à des époques où le rythme de la vie était intimement lié aux saisons. Les origines de la mise en conserve remontent au début du XIXe siècle, lorsque la quête de conservation des aliments a pris une tournure révolutionnaire. La nécessité de nourrir des populations croissantes et l'impératif d'assurer leur subsistance pendant les mois de soudure ont alimenté le développement des techniques de mise en conserve.

Les racines historiques de la mise en conserve sont profondément liées à l'ingéniosité des individus qui ont cherché des solutions innovantes pour résoudre ce dilemme séculaire.

Techniques de préservation précoces

Avant l'avènement de la mise en conserve sous sa forme moderne, diverses méthodes étaient utilisées pour conserver les aliments. Le séchage, le salage, le fumage et la fermentation figuraient parmi les premières techniques utilisées pour prolonger la durée de conservation des denrées périssables. Même si ces méthodes étaient efficaces dans une certaine mesure, elles modifiaient souvent la texture et la saveur des aliments en conserve. La recherche d'une méthode de conservation conservant les qualités naturelles de la récolte sans sacrifier le goût et la valeur nutritionnelle a conduit à l'évolution vers la mise en conserve.

Nicolas Appert : Pionnier de la Conserve

Le saut transformateur dans la conservation des aliments a eu lieu au début du 19e siècle avec le travail de Nicolas Appert, chef et confiseur français. Appert, souvent surnommé le « père de la mise en conserve », a mené des expériences approfondies pour développer une méthode de conservation des aliments de manière à les rendre à la fois savoureux et sûrs pour une consommation sur une période prolongée.

En 1809, Appert publia ses découvertes dans un livre intitulé
"L'art de préserver toutes sortes d'animaux et substances végétales pendant plusieurs années. nourriture.

John Landis Mason et la naissance du pot Mason

Bien que la méthode d'Appert soit révolutionnaire, ce n'est qu'avec les contributions de John Landis Mason que le processus de mise en conserve a reçu un perfectionnement crucial. En 1858, Mason a breveté la conception d'un bocal en verre avec un col fileté et un couvercle à visser en zinc, une amélioration révolutionnaire par rapport à la méthode de scellage précédente. Cette conception, connue sous le nom de pot Mason, a changé la donne dans le monde de la conserve. Le joint hermétique garantissait la longévité des aliments conservés en empêchant l'entrée d'air et de micro-organismes, améliorant ainsi à la fois la sécurité et la qualité.

L'innovation de Mason est arrivée à un moment où la demande de méthodes de conservation des aliments efficaces et fiables augmentait, en particulier dans le contexte d'une population en expansion et de la nécessité de soutenir les longs voyages en mer avec des provisions non périssables.

La mise en conserve pendant les guerres napoléoniennes

Les applications pratiques de la mise en conserve sont devenues particulièrement évidentes pendant les guerres napoléoniennes, où les armées étaient confrontées à des défis logistiques pour fournir aux troupes des aliments frais et fiables. La mise en conserve est apparue comme une solution viable, permettant de conserver les viandes, les fruits et les légumes sous une forme conservant leur valeur nutritionnelle et leur goût. La commodité et l'efficacité des provisions en conserve ont contribué de manière significative à la logistique militaire au cours de cette période.

La mise en conserve aux États-Unis

Le concept de mise en conserve traverse l'Atlantique et trouve un terrain fertile aux États-Unis. Gail Borden, inventrice et laitière américaine, a apporté une contribution notable à l'industrie de la conserve. Borden a breveté un procédé de condensation du lait et a ensuite développé un biscuit à la viande qui pouvait être conservé en conserve. Ces innovations ont joué un rôle central pour relever les défis liés à la préservation des denrées périssables dans un pays en pleine expansion.

Avancées dans la technologie de la mise en conserve

Au fur et à mesure que le XIXe siècle avançait, les progrès de la technologie de la mise en conserve se sont poursuivis. L'introduction des boîtes de conserve étamées a remplacé les bocaux en verre dans de nombreuses applications, rendant les conserves plus durables et moins susceptibles de se briser. Ce changement a contribué à l'adoption généralisée des aliments en conserve comme aliment de base dans les garde-manger du monde entier.

Au tournant du 20e siècle, la mise en conserve domestique a gagné en popularité grâce à la diffusion de guides de mise en conserve et à la normalisation des pratiques de sécurité. Le ministère américain de l'Agriculture, par exemple, a joué un rôle crucial dans l'éducation du public sur les techniques appropriées de mise en conserve, contribuant ainsi à une pratique sûre et généralisée de la mise en conserve dans les ménages.

La mise en conserve à l'ère moderne

Le milieu du XXe siècle a été témoin de nouveaux progrès dans les techniques de mise en conserve, avec l'introduction de couvercles de conserve en métal dotés d'un joint en caoutchouc et d'une bande métallique. Cette conception, communément appelée couvercle en deux parties, permettait d'obtenir une étanchéité fiable dont la sécurité pouvait être facilement vérifiée.

Au cours des dernières décennies, on a assisté à un regain d'intérêt pour la mise en conserve domestique, motivé par un regain d'intérêt pour la durabilité, les produits locaux et le désir de réduire le gaspillage alimentaire. Bien que les principes de base de la mise en conserve restent inchangés, la technologie moderne a introduit des conserves électriques, des conserves sous pression dotées de caractéristiques de sécurité mises à jour et des innovations en matière de matériaux d'emballage, offrant aux conserves contemporaines une gamme d'outils et d'options.

De l'esprit inventif de Nicolas Appert au génie pratique de John Landis Mason, la mise en conserve est devenue une pratique culinaire vénérable qui continue de jouer un rôle essentiel dans la conservation moderne des aliments. En explorant la trajectoire historique de la mise en conserve, nous obtenons un aperçu non seulement de l'évolution d'une technique, mais également de l'interaction dynamique entre l'ingéniosité humaine et la quête de l'excellence culinaire. Dans chaque pot de bonté préservée, les échos des siècles passés résonnent, nous rappelant que l'art et la science de la mise en conserve sont des fils tissés dans le tissu de notre histoire culinaire commune.

La science derrière la préservation

À la base, la pratique de la mise en conserve est une danse délicate entre l'art et la science, où la conservation des aliments se transforme en un processus alchimique. Comprendre les principes scientifiques qui sous-tendent la mise en conserve garantit non seulement la sécurité des produits conservés, mais libère également tout le potentiel de cette pratique culinaire séculaire.

Menace microbienne

Les principaux adversaires dans la bataille pour la conservation des aliments sont les micro-organismes – bactéries, levures et moisissures – omniprésents dans l'environnement. Ces micro-organismes se nourrissent des nutriments présents dans les aliments et, dans de bonnes conditions, peuvent entraîner une détérioration, une fermentation et des maladies d'origine alimentaire potentiellement dangereuses. La mise en conserve, en tant que méthode de conservation, utilise une combinaison de durée, de température et d'acidité pour contrecarrer la croissance et l'activité de ces ennemis microbiens.

Aliments très acides et peu acides

L'une des considérations fondamentales en matière de mise en conserve est l'acidité des aliments à conserver. Les aliments sont classés en deux groupes principaux : très acides et peu acides. Les aliments très acides, comme les fruits, les tomates et les cornichons, contiennent naturellement des acides qui agissent comme conservateurs. Ces acides créent un environnement hostile à la croissance de la plupart des bactéries. Pour ces aliments, la méthode de mise en conserve au bain-marie, qui consiste à immerger des bocaux scellés dans de l'eau bouillante, est généralement suffisante pour assurer la conservation.

À l'inverse, les aliments peu acides, notamment les légumes, les viandes et la volaille, présentent un scénario de conservation plus difficile. Ces aliments n'ont pas l'acidité naturelle nécessaire pour inhiber complètement la croissance bactérienne. Pour les aliments peu acides, la méthode de mise en conserve sous pression devient indispensable. La combinaison de la haute pression et de la température dans une marmite à pression garantit la destruction des micro-organismes nuisibles, y compris le résilient Clostridium botulinum, qui peut produire une toxine mortelle dans des conditions anaérobies.

La chaleur comme arme

L'application de chaleur est au cœur de la science de la mise en conserve. La chaleur constitue un outil puissant dans le processus de conservation, influençant la texture, la saveur et la sécurité du produit final. Lorsque les aliments sont soumis à la chaleur, les enzymes, les bactéries, les levures et les moisissures sont soit inactivées, soit détruites, arrêtant ainsi les processus naturels de pourriture et d'altération.

Dans**mise en conserve au bain-marie**, les bocaux sont immergés dans l'eau bouillante pendant une durée déterminée. La chaleur pénètre dans le contenu des bocaux, éliminant les bactéries et les enzymes tout en facilitant la mise sous vide lorsque le contenu refroidit. Le joint sous vide est crucial pour empêcher l'entrée d'air et la contamination ultérieure.

Mise en conserve sous pression, conçu pour les aliments peu acides, porte la chaleur à un autre niveau. En augmentant la pression, le point d'ébullition de l'eau augmente, atteignant les températures nécessaires à la destruction des bactéries et des spores résistantes à la chaleur. Cette méthode garantit la sécurité des aliments peu acides tout en préservant leur valeur nutritionnelle et leur saveur.

L'acidité comme conservateur

Au-delà de la chaleur, l'acidité joue un rôle central dans l'équation de la conservation. Dans le cas des aliments très acides, les acides naturels présents – l'acide citrique dans les fruits, par exemple – créent un environnement dans lequel la plupart des bactéries luttent pour survivre.

L'ajout de vinaigre, pratique courante dans le décapage, améliore encore l'acidité, renforçant ainsi l'effet conservateur.

Pour les aliments peu acides, l'ajout d'acide sous forme de jus de citron ou de vinaigre devient une mesure de sécurité essentielle. Cela contribue non seulement au processus de conservation, mais confère également une saveur piquante souhaitable au produit final.*Le facteur pH*

Le pH, mesure de l'acidité ou de l'alcalinité, est un facteur déterminant dans le succès de la mise en conserve. La plupart des bactéries prospèrent dans des conditions neutres à légèrement acides. En manipulant le pH, les conserveries peuvent créer un environnement inhospitalier aux organismes de putréfaction.

La science du contrôle du pH implique une attention méticuleuse aux détails. Les conserveries doivent mesurer l'acidité de leurs recettes avec précision et l'ajuster dans des plages sûres. Cette précision garantit que le produit final répond non seulement aux normes de sécurité, mais qu'il atteint également le goût et la texture souhaités.

Assurance qualité via Headspace

L'espace libre, l'espace vide entre le dessus de l'aliment et le couvercle du pot, joue un rôle crucial dans le

processus de conservation. Un espace libre adéquat
permet l'expansion des aliments pendant la
transformation et la création d'un joint sous vide lorsque
le pot refroidit. Ce joint hermétique empêche la
pénétration de l'air et des micro-organismes, préservant
ainsi l'intégrité du contenu conservé.

La science derrière la conservation en conserve n'est pas
une note solitaire mais une symphonie de variables –
temps, température, acidité et pression – orchestrées
avec précision pour obtenir le résultat souhaité. Chaque
variable contribue à la sécurité, à la saveur et à la qualité
des aliments en conserve, ce qui nécessite une
compréhension nuancée de la part des conserveurs.

En dévoilant la science derrière la conservation en
conserve, nous découvrons une symphonie d'éléments
travaillant en harmonie pour transformer les récoltes
périssables en délices culinaires durables. Des nuances
du contrôle du pH au pouvoir transformateur de la
chaleur, l'alchimie de la mise en conserve fait le pont
entre tradition et innovation. Fortes d'une compréhension
de ces principes scientifiques, les conserveries se lancent
dans un voyage où l'art de la conservation rencontre la
précision de la science, aboutissant à des bocaux remplis
non seulement de nourriture, mais aussi de la riche
tapisserie de saveurs qui définissent l'essence de chaque
saison.

Outils du métier

Alors que nous nous préparons à nous lancer dans notre odyssée de la mise en conserve et de la conservation, il est essentiel de nous familiariser avec les outils qui nous accompagneront dans ce voyage. Le pot Mason, récipient emblématique avec son col fileté et son joint hermétique, est un compagnon intemporel dans le monde de la conserve. Disponible en différentes tailles, il devient le gardien des cornichons, confitures, sauces… préservant ainsi les saveurs et les souvenirs.

La marmite à bain-marie est tout aussi indispensable, un grand pot profond conçu pour bercer les bocaux Mason dans leur immersion bouillonnante. Son homologue, la marmite à pression, est prête à accomplir la tâche plus lourde de conserver les aliments peu acides. Ensemble, ces récipients deviennent la scène sur laquelle se déroule la magie de la préservation.

Au-delà de ces acteurs principaux, un ensemble d'ustensiles – entonnoirs, louches, lève-bocaux et outils headspace – rejoignent la production, chacun jouant un rôle crucial pour assurer la sécurité et le succès de la mise en conserve.

La danse des ingrédients

Alors que nous nous préparons à remplir nos pots Mason, la qualité et la fraîcheur de nos ingrédients deviennent primordiales. La danse des saveurs se déroule à mesure que nous sélectionnons des produits mûrs et de saison – des baies succulentes aux tomates anciennes, des concombres croquants aux herbes parfumées. Les toiles de nos créations culinaires peuvent varier, mais le principe sous-jacent reste le même : seuls les ingrédients les plus fins et les plus vibrants seront confiés au processus de mise en conserve.

Sucre, sel, vinaigre et épices entrent dans la chorégraphie, chacun contribuant non seulement au processus de conservation mais aussi à la symphonie des goûts qui réveillera nos palais lorsque les bocaux seront ouverts des mois plus tard. La science de l'équilibre entre en jeu lorsque nous mesurons et mélangeons, insufflant à nos créations des couches de complexité qui s'approfondiront et mûriront au fil du temps.

Le talent artistique dans les combinaisons de saveurs

La mise en conserve et la conservation ne sont pas de simples actes de subsistance ; ce sont des expressions de créativité et d'innovation. Dans nos cuisines, nous devenons des alchimistes, mélangeant les saveurs et les textures pour créer des compositions qui transcendent la somme de leurs parties. La douceur des fraises peut trouver un partenaire de danse dans l'acidité de la rhubarbe, tandis que la chaleur des piments peut s'engager dans un tango enflammé avec la fraîcheur des concombres.

L'expérimentation devient la pierre angulaire de notre pratique de la mise en conserve. L'alchimie des accords de saveurs, l'exploration d'épices exotiques et l'infusion d'éléments inattendus élèvent nos conserves du banal à l'extraordinaire. Qu'il s'agisse de préparer un chutney piquant pour accompagner un plateau de fromages ou de conserver l'essence d'un jardin d'été dans un pot de salsa maison, le talent artistique de la mise en conserve réside dans les possibilités infinies d'exploration des saveurs.

Traditions culturelles et variations régionales

La mise en conserve et la conservation, bien que fondées sur des principes universels, prennent des teintes uniques à mesure qu'elles traversent les paysages culturels et les frontières géographiques. Des vergers ensoleillés de la Méditerranée, où les olives et les citrons deviennent des ambassadeurs de saveur, aux granges rustiques du Midwest américain, où les tomates se transforment en bocaux de nostalgie rouge rubis, chaque région apporte sa signature à la mosaïque mondiale de la conservation. traditions.

Dans les collines de Toscane, l'art de fabriquer des liqueurs et des conserves à base de fruits s'est transmis de génération en génération, tandis que le sud des États-Unis possède un riche héritage en matière de

marinage et de conservation de légumes avec une touche
d'épices. Les techniques peuvent varier, les épices
peuvent différer, mais la philosophie sous-jacente
consistant à honorer la récolte et à capturer son essence
unit la préservation des traditions à travers le monde.

Élever le quotidien

À la base, la mise en conserve et la conservation ne se
limitent pas à stocker des bocaux dans le garde-manger.
Il s'agit de rehausser le quotidien, en insufflant des
moments de routine avec l'extraordinaire. Un pot de
confiture maison transforme un simple petit-déjeuner en
un festin de saveurs, tandis qu'une cuillerée de chutney
peut transformer un dîner de semaine en une aventure
culinaire.

La conservation nous permet de savourer les nuances de
chaque saison longtemps après qu'elle nous ait fait ses
adieux. Un pot de confiture de pêches d'été devient une
cuillerée de soleil un matin d'hiver, et un lot de beurre de
pomme d'automne devient un souvenir à tartiner de
journées fraîches et de feuilles dorées. Le fait d'ouvrir un
pot est un voyage dans le temps, une réunion avec les
images, les parfums et les goûts d'un moment particulier
du calendrier.

Mise en conserve et durabilité

À une époque marquée par une prise de conscience croissante de la durabilité et un désir de réduire le gaspillage alimentaire, la pratique de la mise en conserve et de la conservation prend une nouvelle importance. En récupérant les excédents de nos jardins, en sauvant les fruits imparfaits du point du compostage et en sauvant les produits excédentaires du marché local, nous devenons des intendants de la durabilité.

La mise en conserve devient une forme d'activisme comestible, une déclaration selon laquelle nous refusons de laisser l'abondance de la nature se perdre. L'acte de conserver devient un engagement pour un avenir alimentaire plus durable, où chaque pot est une étape petite mais significative vers la réduction de notre empreinte écologique.

Le rythme thérapeutique de la préservation

Au-delà des avantages pratiques liés à l'allongement de la durée de conservation et à la réduction du gaspillage alimentaire, la mise en conserve et la conservation offrent également une valeur thérapeutique. La coupe rythmée des légumes, le versement mesuré de liquides et le doux tintement des bocaux contre le comptoir créent une cadence méditative. Dans un monde souvent marqué par la précipitation, l'acte de préserver ralentit le temps, nous ancrant dans le moment présent.

Les bienfaits thérapeutiques s'étendent au-delà du processus physique. L'attente de goûter les fruits de notre travail, la satisfaction de voir des rangées de pots remplis et la fierté de partager nos créations avec nos amis et notre famille contribuent à un sentiment d'accomplissement et de bien-être. La mise en conserve devient non seulement une technique culinaire mais une forme de soin personnel, une pratique consciente qui nous reconnecte aux joies simples de la cuisine.

Défis et pièges

Même si l'art et la science de la mise en conserve offrent une myriade de récompenses, le voyage n'est pas sans défis et sans embûches. Du risque de détérioration dû à une transformation inadéquate à l'attention méticuleuse requise pour obtenir le bon équilibre des saveurs, le processus de mise en conserve exige le respect de ses subtilités.

Le botulisme, une forme d'intoxication alimentaire rare mais potentiellement mortelle, constitue une préoccupation majeure, en particulier dans les aliments peu acides transformés dans une marmite au bain-marie. L'importance de suivre des recettes testées, de maintenir une hygiène méticuleuse et de respecter les temps et les températures de traitement ne peut être surestimée. En tant que gardiens du garde-manger, les soignants doivent assumer la responsabilité de veiller à ce que chaque pot scellé soit un pot scellé en toute sécurité.

Des textures incohérentes, des déséquilibres de saveurs et des défauts de sceau peuvent également poser des problèmes, obligeant les dépanneurs à déchiffrer le puzzle culinaire. Pourtant, c'est au sein de ces défis que les conserveries découvrent la profondeur de leur résilience et le raffinement de leurs compétences. Chaque revers devient un tremplin vers la maîtrise, transformant la courbe d'apprentissage en un voyage de croissance culinaire.

La communauté florissante des conserveries

À l'ère numérique, le monde de la mise en conserve et de la conservation a trouvé une nouvelle vie dans les communautés virtuelles, où les novices comme les conserveurs chevronnés convergent pour partager des conseils, résoudre des problèmes et célébrer les succès de leurs efforts de conservation. Des forums en ligne aux groupes de médias sociaux, ces communautés créent un espace virtuel où la passion commune pour la mise en conserve transcende les frontières géographiques.

La communauté florissante des conserveries témoigne de l'attrait durable de cet artisanat culinaire. L'échange de recettes, la résolution collective de problèmes et la camaraderie entre personnes partageant les mêmes idées contribuent à la démocratisation du savoir en conserve.

Que l'on soit un grand-parent transmettant des recettes familiales ou un novice cherchant des conseils pour son premier lot de cornichons, la communauté des conserveries devient un havre accueillant où le savoir-faire de la conservation est généreusement partagé.

Dans l'acte de conserver, nous devenons des intendants de la récolte, des récupérateurs du temps et des architectes de pratiques alimentaires durables. Nous savourons non seulement les fruits de notre travail, mais aussi les histoires tissées dans chaque pot – des récits de tradition, de résilience et un profond respect pour les cycles de la nature.

Alors que nous nous aventurons dans le monde de la mise en conserve et de la conservation, embrassons l'alchimie, la science et le talent artistique qui définissent cet artisanat intemporel. Que le parfum des fruits mijotés emplisse nos cuisines, que la vue des bocaux remplis satisfasse nos cœurs et que le goût des bontés préservées nous transporte à travers les saisons et les paysages. Dans le domaine de la mise en conserve, où la tradition rencontre l'innovation et où le banal se transforme en extraordinaire, nous découvrons non seulement des pots de conserves, mais aussi des récipients de mémoire, d'intention et l'esprit durable de l'artisanat culinaire.

CHAPITRE 2

ÉQUIPEMENT DE CONSERVATION ET FOURNITURES

Dans le domaine culinaire, où l'alchimie de la conservation transforme les récoltes éphémères en délices durables, le choix du matériel et des fournitures de mise en conserve est le coup de pinceau de l'artisan sur la toile de la conservation. Alors que nous nous lançons dans le voyage de la mise en conserve, les outils que nous utilisons – des bocaux Mason aux marmites à pression, en passant par les entonnoirs et les lève-bocaux – deviennent des vecteurs de préservation des saveurs, des gardiens de la sécurité alimentaire et des facilitateurs de la magie culinaire qui se déploie entre les murs de la cuisine.

Le pot Mason : récipient emblématique de la préservation

Au cœur de la tradition de la conserve se trouve une icône : le pot Mason. Ce récipient cylindrique en verre, avec son col fileté et son joint hermétique, n'est pas simplement un récipient mais un symbole de conservation séculaire. Disponible en différentes tailles, le pot Mason devient le récipient de choix pour une gamme variée de conserves, des confitures et cornichons aux sauces et chutneys.

La conception du pot Mason, brevetée par John Landis Mason en 1858, a révolutionné la conservation des aliments. Sa fermeture hermétique, réalisée grâce à un couvercle à visser en zinc, garantit que le contenu est protégé des ravages de l'air et des micro-organismes. Le verre transparent permet un festin visuel de couleurs et de textures, transformant l'acte de conservation en une expérience sensorielle.

Variétés de pots Mason

Bien que la conception de base du pot Mason reste une constante, le marché propose une variété de styles pour répondre aux différents besoins de conservation. Les pots à col régulier, avec une ouverture plus étroite, sont idéaux pour les confitures, les gelées et les sauces, permettant un versement facile et une distribution contrôlée. Les bocaux à large ouverture, avec une ouverture plus large, sont préférés pour les produits plus gros comme les fruits, les cornichons et les légumes entiers, facilitant ainsi l'emballage et la récupération.

Les quarts et les pintes, les formats les plus courants, s'adressent à un large éventail de créations culinaires. Les pots d'une demi-pinte, adaptés aux petits lots, sont parfaits pour offrir ou déguster une gamme de conserves sans s'engager sur de plus grandes quantités.

Au-delà du verre transparent traditionnel, les bocaux Mason sont disponibles dans une gamme de couleurs et même dans des designs spéciaux qui évoquent la nostalgie ou répondent à des thèmes spécifiques. Ces variations ajoutent une couche supplémentaire d'attrait esthétique au processus de conservation, transformant les bocaux Mason non seulement en récipients, mais aussi en expressions de style personnel.

Couvercles et bandes de conserve : gardiens des joints hermétiques

Le joint hermétique, pierre angulaire d'une conservation réussie, repose sur la combinaison de couvercles et de bandes de conserve. Le couvercle plat en métal, doté d'un composé d'étanchéité sur sa face inférieure, forme la barrière essentielle contre l'air et les contaminants. La bande métallique, enfilée sur le pot, maintient le couvercle en place pendant le processus de mise en conserve.

Les couvercles sont conçus pour un usage unique et leur composé d'étanchéité se ramollit pendant le processus de mise en conserve, créant un joint sous vide lors du refroidissement. Le joint hermétique qui en résulte empêche l'entrée d'air, préservant ainsi l'intégrité des aliments conservés. Les bandes, en revanche, peuvent être réutilisées à condition qu'elles restent en bon état. Ils servent à maintenir le couvercle en place pendant le traitement et sont ensuite desserrés une fois les bocaux refroidis et le joint établi.

Le marché propose désormais des couvercles de conserves réutilisables, souvent en plastique avec un joint en silicone. Bien que ces couvercles ne conviennent pas au stockage à long terme, ils constituent une alternative écologique pour une utilisation à court terme et sont particulièrement populaires parmi les conserveurs soucieux de l'environnement.

Anneaux de mise en conserve et ajustement pour le stockage

Les anneaux de mise en conserve, également appelés bandes à vis ou bandes métalliques, jouent un rôle crucial dans le processus de conservation. Pendant le processus de mise en conserve, ils doivent être serrés fermement pour créer le joint initial, mais desserrés une fois les bocaux refroidis et le joint établi. Cela permet de détecter facilement les bocaux mal fermés. Une fois que les bocaux sont confirmés comme scellés, les anneaux peuvent être retirés pour le stockage, évitant ainsi la rouille et permettant une inspection visuelle facile du joint.

La pratique consistant à conserver les bocaux sans anneaux présente également des avantages pratiques. Les anneaux peuvent devenir difficiles à retirer s'ils se corrodent avec le temps, et leur absence facilite la détection de tout signe de détérioration ou de fuite. De plus, le stockage des bocaux sans anneaux réduit le risque d'emprisonner de l'humidité entre l'anneau et le bocal, évitant ainsi d'éventuels problèmes de rouille.

Choisir le bon lève-bocal : élever les trésors culinaires en toute sécurité

Dans la danse complexe de la mise en conserve, où la précision et la sécurité sont primordiales, l'humble lève-bocal apparaît comme un partenaire silencieux mais indispensable. Cet outil sans prétention, conçu pour la tâche singulière de soulever et de sortir des bocaux chauds des conserves, joue un rôle clé dans la délicate alchimie de la préservation des trésors culinaires. Alors que les conserveries naviguent parmi la vaste gamme de lève-bocaux disponibles, les considérations de conception, de matériaux et de caractéristiques de sécurité deviennent cruciales pour choisir le lève-bocal adapté à la tâche.

Le design compte : l'ergonomie pour l'efficacité

La conception d'un lève-bocal va au-delà de l'esthétique, impactant directement sa fonctionnalité et sa facilité d'utilisation. Un lève-bocal bien conçu prend en compte l'ergonomie de la manipulation des bocaux chauds, offrant une prise confortable et sûre. L'outil se compose généralement de deux bras reliés au pivot, formant des pinces aux extrémités incurvées pour bercer les côtés du pot.

Recherchez un lève-bocal doté de poignées suffisamment longues pour garder les mains à l'écart de la chaleur, garantissant ainsi une exposition minimale à la vapeur et aux surfaces chaudes. Les poignées de forme ergonomique contribuent à une prise ferme, réduisant ainsi le risque de glissement pendant le processus de levage. Certains modèles comportent des poignées ou des revêtements isolés qui offrent une résistance supplémentaire à la chaleur, améliorant ainsi le confort et la sécurité de l'utilisateur.

De plus, le mécanisme de pivotement du lève-personne doit être lisse et robuste, permettant une manipulation facile sans force excessive. Un lève-bocal bien conçu facilite une transition fluide de la conserverie au comptoir, minimisant ainsi le risque de chutes ou de déversements accidentels.

Les matériaux comptent : durabilité et résistance à la chaleur

Le choix des matériaux d'un lève-bocal influence considérablement sa durabilité, sa résistance à la chaleur et ses performances globales. L'acier inoxydable est un matériau courant pour les bras et le pivot en raison de sa robustesse et de sa résistance à la corrosion. Il garantit que le lève-personne conserve son intégrité structurelle dans le temps, même en cas d'exposition fréquente à l'humidité et à la chaleur.

Pour les extrémités de préhension du lève-personne, les matériaux à haute résistance à la chaleur sont primordiaux. De nombreux lève-bocaux comportent des pointes caoutchoutées ou recouvertes de silicone sur les pinces. Ces matériaux offrent non seulement une prise sûre sur les bocaux, mais résistent également à la chaleur, évitant ainsi les dommages ou la déformation au contact de surfaces chaudes.

Il est essentiel de vérifier que tous les composants du lève-bocal sont explicitement étiquetés comme résistants à la chaleur. Cela garantit que le poussoir reste fiable et sûr pour une utilisation dans l'environnement à haute température de la mise en conserve.

Caractéristiques de sécurité : améliorer la sécurité lors de la manipulation

Comme pour tout outil conçu pour manipuler des objets chauds, les caractéristiques de sécurité font partie intégrante de l'efficacité d'un lève-bocal. Une caractéristique de sécurité courante est un mécanisme de verrouillage qui maintient les pinces bien fermées lorsqu'elles ne sont pas utilisées. Cela empêche les ouvertures accidentelles et ajoute une couche supplémentaire de protection contre les glissades ou les accidents.

Certains lève-bocaux sont dotés de fonctionnalités supplémentaires telles que des extrémités magnétiques sur les pinces. Cette fonctionnalité peut être particulièrement utile lors de la récupération de couvercles ou de bandes métalliques de l'eau chaude, permettant une prise sûre sans avoir besoin d'outils supplémentaires.

Il convient également de prendre en compte la capacité de poids du lève-bocal. Différents modèles sont conçus pour gérer différentes tailles et poids de pots. Vérifier les spécifications du poussoir pour s'assurer qu'il est adapté à l'utilisation prévue est essentiel pour une mise en conserve sûre et efficace.

Polyvalence et adaptabilité : à la rencontre de la diversité des conserves
Besoins

La mise en conserve est une pratique culinaire diversifiée qui englobe un large éventail de conserves, des confitures et cornichons aux sauces et soupes. Le bon lève-bocal doit être suffisamment polyvalent pour s'adapter à différentes tailles et formes de pots couramment utilisées en conserve.

Recherchez un élévateur avec des pinces réglables pouvant accueillir des bocaux ordinaires et à large ouverture. Cette adaptabilité garantit que le dispositif de levage peut saisir en toute sécurité des bocaux de différents diamètres, offrant ainsi une flexibilité dans le processus de mise en conserve.

Certains lève-bocaux sont également dotés de fonctionnalités supplémentaires telles qu'un repose-bocal ou des aides à la préhension sur les pinces. Ces éléments contribuent à la stabilité pendant le processus de levage, empêchant les bocaux de basculer ou de glisser.

Facilité d'entretien : garder les outils en parfait état

La mise en conserve implique une attention méticuleuse à la propreté et à l'hygiène, et les outils de mise en conserve, y compris les lève-bocaux, ne font pas exception. Le choix d'un lève-bocal doté de composants faciles à nettoyer et à entretenir contribue à l'efficacité globale du processus de mise en conserve.

Optez pour des modèles dotés de points de pivotement lisses et accessibles et de poignées sans crevasses complexes où les résidus alimentaires peuvent s'accumuler. De nombreux lève-bocaux en acier inoxydable vont au lave-vaisselle, ce qui simplifie le processus de nettoyage et garantit que l'outil reste en parfait état.

Un entretien régulier, y compris la vérification de l'usure, est crucial pour la longévité d'un lève-bocal. Inspectez le pivot, les poignées et les extrémités de préhension du lève-personne pour déceler tout signe de dommage, de rouille ou de déformation. Le remplacement rapide d'un élévateur usé garantit une sécurité et une fiabilité continues dans la manipulation des bocaux chauds.

Prise en compte des préférences de l'utilisateur : personnalisation du
Expérience de mise en conserve

Au-delà des spécifications techniques, le bon lève-bocal est celui qui correspond aux préférences et au confort de l'utilisateur. Certaines conserveries peuvent donner la priorité aux conceptions légères pour faciliter la manipulation, tandis que d'autres peuvent privilégier des élévateurs robustes et substantiels pour une stabilité accrue.

La conception des poignées peut également être une question de préférence personnelle. Certains lève-bocaux sont dotés de poignées droites, tandis que d'autres ont des poignées incurvées ou ergonomiques. Tester différents modèles de préhension peut aider les utilisateurs à identifier la conception de poignée qui est la plus confortable dans leurs mains.

De plus, tenez compte de la taille globale du lève-personne et s'il s'intègre confortablement dans l'espace de stockage de l'utilisateur. Des lève-bocaux compacts et pliables sont disponibles pour ceux qui disposent d'un espace de rangement limité dans la cuisine, offrant une solution peu encombrante sans compromettre la fonctionnalité.

Dans le ballet complexe de la mise en conserve, où chaque mouvement est une étape vers la conservation culinaire, le lève-bocal occupe le devant de la scène. Choisir le bon lève-bocal implique une prise en compte réfléchie de la conception, des matériaux, des caractéristiques de sécurité, de la polyvalence, de la facilité d'entretien et des préférences de l'utilisateur. Le élévateur idéal n'est pas seulement un outil mais un compagnon dans le voyage de la mise en conserve, soulevant les bocaux chauds avec grâce et précision, assurant la sécurité à la fois de la conserve et des précieux trésors culinaires qu'elle contient. Alors que les conserveurs explorent les diverses options disponibles, ils découvrent que le bon lève-bocal est plus qu'un ustensile : c'est un acteur clé dans la délicate symphonie de la préservation des saveurs et des traditions.

Saveur d'entonnoir : l'entonnoir essentiel pour la mise en conserve

L'entonnoir de mise en conserve, ustensile d'une simplicité trompeuse, devient une aide indispensable à la précision et à la propreté du processus de mise en conserve. Cet entonnoir, généralement fabriqué en acier inoxydable ou en plastique résistant à la chaleur, présente une large ouverture et un col étroit, permettant un versement contrôlé des ingrédients dans des bocaux sans déversements ni gaspillage.

Les entonnoirs de mise en conserve sont disponibles en différentes tailles pour s'adapter à différentes ouvertures de bocaux, garantissant un ajustement approprié pour les bocaux à ouverture standard et à large ouverture. La large ouverture facilite le transfert en douceur des ingrédients, qu'il s'agisse de verser de la confiture chaude dans des bocaux ou de verser une sauce mijotée avec précision.

Au-delà de son rôle fonctionnel, l'entonnoir de conserve contribue à la propreté et à l'efficacité. Il minimise les déversements et les gouttes, évitant ainsi le gaspillage et favorisant un espace de travail bien rangé. La facilité de versement offerte par l'entonnoir réduit également le risque de contamination des bords des bocaux, un facteur crucial pour obtenir une étanchéité fiable.

Ladle : le distributeur astucieux de créations culinaires

L'humble louche, pilier de la cuisine, joue un rôle de premier plan dans le processus de mise en conserve. Tandis que les conserveries remplissent les bocaux de confitures, de sauces ou de soupes, la louche devient l'outil artistique pour distribuer avec précision les créations culinaires.

Une bonne louche à conserves est conçue avec un bol profond, permettant de préparer des portions généreuses à chaque trempette. Les matériaux résistants à la chaleur garantissent que la louche peut résister aux températures élevées des conserves chaudes ou des liquides frémissants sans se déformer ni fondre.

La longueur du manche de la louche est une considération pratique, en particulier lorsque vous travaillez avec des casseroles profondes ou de grandes marmites de conserve. Une poignée robuste et ergonomique offre une prise confortable, permettant aux conserves de verser avec précision et contrôle.

Outils d'espacement de la tête : garantir une marge de respiration adéquate

Dans l'alchimie de la mise en conserve, le concept d'espace de tête occupe une place centrale. L'espace de tête fait référence à l'espace non rempli entre le dessus de l'aliment et le couvercle du pot. Assurer un espace libre correct est crucial pour le succès du processus de mise en conserve.

Les outils Headspace, souvent inclus dans les kits de mise en conserve complets, se présentent sous la forme de jauges en plastique ou en métal qui mesurent l'espace entre l'aliment et le bord du pot. Ces outils fournissent un guide visuel aux conserveurs, garantissant que la bonne quantité d'espace libre est maintenue pour chaque type de conserve.

Un espacement précis des têtes sert à plusieurs fins. Il permet l'expansion des aliments pendant la transformation, évitant ainsi une pression excessive qui pourrait compromettre l'étanchéité. Il contribue également à la création d'un joint sous vide lorsque le pot refroidit, scellant efficacement le contenu contre l'intrusion de l'air et des contaminants.

Choisir le bon pot de conserve : le creuset de la transformation culinaire

La marmite, creuset de transformation culinaire, se présente comme le récipient dans lequel se déploie l'alchimie de la conservation. Lors de la sélection d'un pot de conserve, les conserveurs doivent tenir compte de sa taille, de son matériau et de sa compatibilité avec la méthode de mise en conserve choisie.

La taille compte dans le monde des pots de conserve. Un pot adapté au nombre et à la taille des pots à traiter est essentiel pour l'efficacité. Idéalement, le pot devrait être suffisamment profond pour permettre à au moins un pouce d'eau de recouvrir le dessus des pots pendant le traitement.

Le matériau joue un rôle crucial dans la conductivité thermique et la durabilité du pot. L'acier inoxydable est un choix populaire pour sa résistance à la corrosion, sa non-réactivité avec les aliments acides et sa répartition homogène de la chaleur. Les pots en aluminium sont également couramment utilisés, mais ils nécessitent un entretien minutieux pour éviter la corrosion.

Le pot de mise en conserve doit être équipé d'un couvercle sécurisé pour maintenir une ébullition continue pendant le traitement au bain-marie. De plus, une grille ou un dessous de plat à l'intérieur du pot est essentiel pour maintenir les bocaux surélevés, assurant une répartition uniforme de la chaleur et évitant la casse des bocaux.

Marmite à pression : élever la conservation vers de nouveaux sommets

Pour les conserveries qui s'aventurent dans le domaine des aliments peu acides – légumes, viandes et volailles –

la marmite sous pression devient un allié indispensable. Contrairement à la mise en conserve au bain-marie, qui repose sur l'eau bouillante pour créer un environnement sûr pour les aliments très acides, la mise en conserve sous pression exploite la puissance de la vapeur sous pression pour atteindre des températures plus élevées, essentielles à la destruction des bactéries et des spores nocives.

La marmite à pression présente une construction robuste et résistante, souvent en aluminium ou en acier inoxydable. Sa conception comprend un manomètre, une soupape de sécurité et un mécanisme de verrouillage pour assurer une libération contrôlée de la vapeur. Le pot est suffisamment profond pour accueillir plusieurs pots empilés en couches, maximisant ainsi l'efficacité pendant le traitement.

Les marmites à pression sont disponibles en modèles à cadran et à jauge pondérée. Les jauges à cadran fournissent une indication visuelle de la pression à l'intérieur de la marmite, tandis que les jauges pondérées utilisent des poids calibrés pour contrôler la pression. Les conserveurs doivent suivre les instructions du fabricant pour une utilisation et un entretien appropriés afin de garantir la sécurité et la précision de la mise en conserve sous pression.

Kits de mise en conserve : l'arsenal complet pour la préservation

Dans le métier complexe de la mise en conserve, où la précision et l'organisation sont primordiales, une conserverie bien équipée s'appuie sur un arsenal complet d'outils. Les kits de mise en conserve apparaissent comme une solution pratique et efficace, offrant une sélection organisée d'ustensiles essentiels conçus pour rationaliser le processus de mise en conserve. Des kits de démarrage adaptés aux débutants aux ensembles avancés destinés aux conserveurs chevronnés, ces kits offrent une solution unique pour assembler les outils nécessaires pour transformer les récoltes fraîches en trésors culinaires durables.

1. Les bases : bocaux, couvercles et bandes

Au cœur de chaque kit de mise en conserve se trouvent les éléments de base fondamentaux : bocaux Mason, couvercles et bandes. Ces composants forment les récipients qui bercent et préservent les créations culinaires. Les kits comprennent souvent une variété de tailles de pots, répondant à différentes recettes et tailles de lots. Des pots de la taille d'une pinte pour les confitures aux pots d'un litre pour les sauces et les cornichons, l'assortiment permet aux conserveurs de choisir le récipient le plus adapté à leurs conserves spécifiques.

Des couvercles et des bandes complètent le trio, fournissant les composants nécessaires pour obtenir une fermeture sécurisée et hermétique. De nombreux kits de mise en conserve comprennent des couvercles avec un composé d'étanchéité conforme aux normes de sécurité. Les bandes, qui se vissent sur les bocaux pour maintenir les couvercles en place pendant le traitement, contribuent à l'intégrité du joint.

2. Marmite à bain-marie : immersion dans la tradition

Une marmite à bain-marie, un élément de base de la plupart des kits de mise en conserve, est le récipient qui facilite le traitement des aliments très acides.

Souvent composée d'une marmite profonde et d'un support ajusté, la marmite à bain-marie fournit l'environnement nécessaire pour immerger les bocaux scellés dans l'eau bouillante. Cette méthode exploite la puissance combinée de la chaleur et de l'acidité pour conserver les fruits, les tomates et les cornichons.

Les marmites à bain-marie en kits sont généralement conçues dans un souci de durabilité et d'efficacité. L'inclusion d'un support ajusté garantit un espacement approprié des bocaux et permet de retirer facilement les bocaux chauds après le traitement. En tant que symbole du processus de mise en conserve traditionnel, la marmite au bain-marie représente un lien avec des

pratiques ancestrales tout en offrant un côté pratique
dans la préservation des délices culinaires.

3. Marmite à pression : de la puissance pour les aliments
   peu acides

Pour la conservation des aliments peu acides comme les
légumes, les viandes et la volaille, une marmite à
pression est un outil essentiel que l'on trouve dans les
kits de mise en conserve plus avancés. Contrairement à
son homologue au bain-marie, la marmite à pression
utilise à la fois la pression et la chaleur pour atteindre les
températures nécessaires à la destruction des bactéries
résistantes à la chaleur. Cela garantit la sécurité des
conserves peu acides.

Les marmites à pression en kits sont fabriquées avec des
matériaux robustes et des caractéristiques de sécurité.
L'inclusion d'un manomètre ou d'un poids permet un
contrôle précis de l'environnement de la mise en
conserve. Certains kits fournissent également des
ressources supplémentaires, telles que des guides ou
manuels complets, pour aider les conserveurs à maîtriser
les nuances de la mise en conserve sous pression.

4. Ustensiles de mise en conserve : instruments de
   précision

Les ustensiles de mise en conserve constituent les
instruments de précision de la boîte à outils d'une
conserverie, et des kits complets garantissent qu'aucun
outil essentiel n'est négligé. Des entonnoirs, des louches
et des extracteurs de bulles sont inclus pour faciliter le
remplissage précis des bocaux, garantissant un espace
libre uniforme et minimisant les déversements. Les
lève-bocaux, avec leurs matériaux résistants à la chaleur
et leur conception ergonomique, permettent aux
conserveries d'élever en toute sécurité les bocaux chauds
à l'intérieur et à l'extérieur des conserveries.

Ces ustensiles présentent souvent des conceptions
réfléchies, telles que des entonnoirs à large ouverture
pour un remplissage facile et des louches ventilées pour
un versement contrôlé. L'inclusion de ces outils dans des
kits reflète une compréhension de la nature méticuleuse
de la mise en conserve et fournit aux conserveries les
moyens d'exécuter chaque étape avec précision.

5. Thermomètre : contrôle de la température pour la
   qualité

Le contrôle de la température est un facteur critique dans
la mise en conserve, influençant à la fois la sécurité et la
qualité des produits conservés. Un thermomètre fiable

inclus dans les kits de mise en conserve aide les conserveries à surveiller la température des liquides, garantissant des niveaux de chaleur précis pendant le traitement.

Différents thermomètres conviennent aux différentes étapes du processus de mise en conserve. Des thermomètres à bonbons ou à friture sont souvent inclus pour la mise en conserve au bain-marie, tandis que les thermomètres à cadran ou à jauge numérique conviennent à la mise en conserve sous pression. Ces instruments contribuent à la précision nécessaire pour obtenir des résultats sûrs et de haute qualité constante.

6. Clé à bocal et tendeur de couvercle : sécuriser les joints avec
Facilité

La clé à bocal et le tendeur de couvercle sont des outils conçus pour fixer les bandes métalliques sur les bocaux avec précision. Les clés à bocal, avec poignées réglables, garantissent que les bandes sont serrées au bon niveau. Ceci est crucial pour permettre à l'air de s'échapper pendant le traitement tout en évitant un serrage excessif, qui pourrait empêcher la formation d'une bonne étanchéité.

Les tendeurs de couvercle, souvent sous la forme d'outils portatifs ou de dispositifs semblables à une clé, aident à appliquer le couple nécessaire pour sceller solidement les couvercles sur les bocaux. Ces outils fournissent le levier nécessaire pour atteindre le juste équilibre entre étanchéité et facilité d'ouverture après traitement. L'inclusion dans les kits de mise en conserve souligne leur importance dans l'étape finale consistant à sceller en toute sécurité les trésors culinaires.

7. Baguette de couvercle et lève-couvercle magnétique : navigation du couvercle
Placement

Les baguettes de couvercle et les lève-couvercles magnétiques contribuent à la finesse requise dans la manipulation des couvercles de conserves. Les baguettes à couvercle, avec leurs longues poignées et leurs extrémités aimantées, simplifient le processus de levage et de placement des couvercles sur les bocaux. Cela élimine le besoin de contact direct avec les couvercles, réduisant ainsi le risque de contamination.

Les lève-couvercles magnétiques, conçus avec un aimant à l'extrémité, aident à récupérer les couvercles ou les bandes métalliques de l'eau chaude. Cette fonctionnalité garantit une prise sûre sans avoir besoin d'outils supplémentaires, rationalisant ainsi le processus de placement du couvercle. Dans les kits de mise en conserve, ces outils améliorent l'efficacité tout en

maintenant la propreté essentielle à une conservation
réussie.

8. Étiquettes et marqueurs : organiser le garde-manger

L'organisation s'étend au-delà du processus de mise en
conserve lui-même, et les kits comprennent souvent des
étiquettes et des marqueurs pour aider les conserveurs à
créer un garde-manger organisé. Les étiquettes des pots,
collées à l'extérieur des pots, fournissent une référence
rapide au contenu qu'ils contiennent. Ces étiquettes
contribuent à un garde-manger ordonné, permettant aux
conserveries d'identifier facilement les produits
conservés et de choisir les bocaux en fonction de leurs
préférences ou de leurs recettes.

Des marqueurs spécialisés, conçus pour résister aux
rigueurs de la mise en conserve, permettent aux
conserveurs d'écrire directement sur les couvercles ou les
étiquettes des bocaux. Cela permet d'inclure des détails
tels que la date de conservation, la source des ingrédients
ou toute variation spécifique dans la recette. L'inclusion
dans les kits reflète une compréhension de l'importance
de maintenir un registre bien documenté et accessible
des biens conservés.

9. Guides complets et livres de recettes :

La connaissance comme compagnon

De nombreux kits de mise en conserve vont au-delà de la
fourniture d'outils et d'ustensiles en incluant des guides
complets et des livres de recettes. Ces ressources
accompagnent les conserveurs, offrant des instructions
détaillées sur diverses techniques de mise en conserve,
des consignes de sécurité et un large éventail de recettes.

Les guides couvrent souvent à la fois les méthodes de
bain-marie et de mise en conserve sous pression,
garantissant ainsi que les conserveurs disposent des
connaissances nécessaires pour conserver en toute
confiance une large gamme d'aliments. Les livres de
recettes inspirent la créativité en présentant une variété
de recettes de confitures, de cornichons, de sauces et
bien plus encore. Ces ressources permettent aux
conserveries d'explorer le vaste paysage de la
préservation culinaire tout en perfectionnant leurs
compétences.

10.   Composants de stockage et d'organisation :
    compléter le kit

Pour compléter le caractère complet des kits de mise en
conserve, certains incluent des composants de stockage
et d'organisation. Des étagères ou des supports de
stockage robustes offrent aux conserveries des espaces
dédiés pour stocker les bocaux remplis, garantissant une
ventilation adéquate et une protection contre les

éléments extérieurs. Ces composants contribuent à l'efficacité globale du processus de mise en conserve, de la préparation au stockage.

Les kits de mise en conserve, avec leur gamme d'outils et de ressources soigneusement assemblés, servent de passerelles vers l'art intemporel de la conservation culinaire. Des bocaux de base aux instruments de précision et aux guides complets, ces kits permettent aux conserveurs de se lancer dans un voyage visant à transformer les récoltes saisonnières en délices culinaires durables.

Le caractère inclusif des kits de mise en conserve garantit que les conserveurs débutants et chevronnés ont accès aux éléments essentiels nécessaires pour naviguer dans les nuances du bain-marie et de la mise en conserve sous pression. Au fur et à mesure que les conserveries déballent leurs kits, elles dévoilent le potentiel de créer un héritage culinaire, préservant non seulement les saveurs mais aussi les traditions qui résonnent à travers les générations. Dans chaque pot, méticuleusement scellé et étiqueté, se trouve l'essence d'une saison, capturant la tapisserie vibrante de la générosité de la nature à savourer longtemps après la fin de la récolte.

Outils et accessoires supplémentaires : améliorer l'expérience de la mise en conserve

Au-delà des outils de base, une gamme d'accessoires supplémentaires peut améliorer l'expérience de mise en conserve et contribuer au succès de chaque effort de conservation. Certains de ces accessoires incluent :

1.	Clé à bocal : un outil conçu pour serrer et desserrer les couvercles des bocaux en toute sécurité, garantissant ainsi une bonne étanchéité pendant le traitement.

2.	Outil anti-bulles et espace libre : un outil à double usage qui permet aux conserveries d'éliminer les bulles d'air du contenu du pot et de mesurer simultanément l'espace libre.

3.	Étiquettes de mise en conserve : Accessoire souvent négligé mais précieux, les étiquettes aident les conserveries à garder une trace du contenu, de la date de transformation et de toute note spéciale concernant chaque pot.

4.	Thermomètre : Un thermomètre de cuisine fiable assure un contrôle précis de la température pendant le processus de mise en conserve, en particulier lors de la surveillance de liquides chauds ou de l'obtention de températures précises pour des recettes spécifiques.

5.   Livres et ressources sur la mise en conserve : des guides complets et des livres de recettes fournissent aux conserveurs une richesse de connaissances, notamment des recettes testées, des directives de sécurité et des idées créatives pour conserver une variété d'aliments.

6.   Brosse de nettoyage des bocaux : un outil essentiel pour nettoyer les cols étroits des bocaux, garantissant que les contaminants sont éliminés avant le processus de scellage.

7.   Tablier et gants de cuisine : Comme la mise en conserve implique de travailler avec des liquides chauds et des bocaux, des équipements de protection tels qu'un tablier et des gants de cuisine contribuent à la sécurité et au confort.

CHAPITRE 3

SÉCURITÉ ET MEILLEUR DE LA CONSERVATION LES PRATIQUES

La mise en conserve, pratique ancestrale de conservation des aliments, est à la fois un art et une science. S'il permet de savourer les saveurs de la récolte tout au long de l'année, il exige le respect de protocoles de sécurité stricts pour garantir la longévité et la salubrité des produits conservés.

Comprendre les bases : mise en conserve au bain-marie ou mise en conserve sous pression

Au cœur de la sécurité de la mise en conserve se trouve une compréhension nuancée des deux méthodes principales : la mise en conserve au bain-marie et la mise en conserve sous pression. Chaque méthode s'adresse à des catégories distinctes d'aliments en fonction de leur niveau d'acidité.

La mise en conserve au bain-marie convient aux aliments très acides comme les fruits, les confitures et les cornichons. Cette méthode consiste à immerger les bocaux dans de l'eau bouillante pour créer un joint, en utilisant l'acidité naturelle des aliments pour empêcher la croissance bactérienne. À l'inverse, la mise en conserve sous pression est utilisée pour les aliments peu acides tels que les légumes, les viandes et la volaille. Cela implique d'utiliser une marmite à pression pour atteindre des températures suffisantes pour éradiquer les bactéries nocives comme Clostridium botulinum.

Choisir le bon équipement : marmites à bain-marie et marmites à pression

La sécurité de la mise en conserve commence par le choix de l'équipement approprié. Les marmites à bain-marie se composent d'un pot profond et d'une grille ajustée, idéales pour les aliments très acides. Les marmites à pression, conçues pour manipuler des aliments peu acides, sont équipées de dispositifs de sécurité tels que des manomètres, des soupapes de sécurité et des mécanismes de verrouillage.

Il est essentiel de s'assurer que tous les équipements sont en bon état, sans bosses, fissures ou défauts. Des contrôles d'entretien réguliers, en particulier pour les marmites à pression, sont impératifs pour garantir leur fiabilité et leur sécurité continues.

Sélection et inspection des bocaux : le fondement de la sécurité de la mise en conserve

Les bocaux servent de sanctuaires pour les produits conservés et leur intégrité est primordiale pour la sécurité de la mise en conserve. Optez pour des bocaux spécialement conçus pour la mise en conserve, généralement composés de verre trempé capable de résister aux fluctuations thermiques du processus de mise en conserve. Inspectez chaque pot pour déceler tout signe de dommage, y compris des éclats, des fissures ou des défauts qui pourraient compromettre le sceau.

Les bandes et couvercles métalliques jouent un rôle crucial dans l'obtention d'une bonne étanchéité. Les bandes doivent être inoxydables et en bon état, tandis que les couvercles doivent avoir un composé d'étanchéité conforme aux normes de sécurité. Avant chaque utilisation, inspectez le produit d'étanchéité pour déceler toute irrégularité ou tout dommage.

Préparation : l'hygiène comme pierre angulaire de la sécurité

Avant de vous lancer dans la mise en conserve, une préparation méticuleuse ouvre la voie à un processus sûr et réussi. Commencez par vous laver soigneusement les mains et assurez-vous que tous les ustensiles, équipements et surfaces de travail sont impeccablement propres. Stérilisez les bocaux, les couvercles et les bandes en les faisant bouillir dans de l'eau ou en les utilisant au lave-vaisselle avec réglage de stérilisation.

Le maintien d'un environnement désinfecté minimise le risque d'introduction de bactéries nocives pendant le processus de mise en conserve. De plus, l'utilisation d'ingrédients propres et frais contribue à la sécurité et à la qualité globales des produits conservés.

Équilibrer l'acidité : un facteur critique dans la mise en conserve au bain-marie

Dans la mise en conserve au bain-marie, l'acidité naturelle de certains aliments agit comme un conservateur. Comprendre l'importance de l'acidité et maintenir le bon équilibre du pH est essentiel pour la sécurité de la mise en conserve. La plupart des fruits sont naturellement riches en acide, créant un environnement inhospitalier pour les bactéries.

Lorsque les recettes nécessitent un ajout d'acide, comme c'est souvent le cas dans les conserves de fruits, il est essentiel de suivre scrupuleusement les directives. Le jus de citron ou l'acide citrique sont souvent utilisés pour atteindre les niveaux d'acidité nécessaires. Un écart par rapport aux niveaux d'acide recommandés peut compromettre la sécurité des produits conservés.

Mise en conserve sous pression : maîtriser la science de la chaleur et de la pression

La mise en conserve sous pression introduit une couche supplémentaire de complexité, exigeant une maîtrise de la chaleur et de la pression pour éliminer le risque de botulisme. Clostridium botulinum, une bactérie qui peut prospérer dans des environnements peu acides, produit une toxine qui peut entraîner des maladies graves, voire la mort, si elle est consommée.

Assurer la sécurité dans la mise en conserve sous pression implique d'atteindre et de maintenir des températures et des pressions spécifiques pendant les durées requises. Les marmites à pression fiables sont équipées de jauges ou de poids qui permettent aux marmites de surveiller et de réguler la pression avec précision. Le respect des recettes et des directives testées n'est pas négociable, car des écarts peuvent compromettre la sécurité des conserves à faible acidité.

Remplissage des bocaux : espace libre, suppression des bulles et bords propres

La sécurité de la mise en conserve s'étend à l'art précis du remplissage des bocaux. Le maintien de l'espace libre recommandé, l'espace non rempli entre le dessus de l'aliment et le couvercle du pot, est essentiel pour obtenir une bonne étanchéité. Différentes recettes peuvent nécessiter un espace libre variable pour s'adapter à l'expansion des aliments pendant la transformation.

L'élimination des bulles est une étape méticuleuse qui garantit qu'il n'y a pas de poches d'air emprisonnées dans le pot. À l'aide d'outils tels que des dissolvants de bulles ou des spatules, libérez doucement les bulles d'air pour garantir une densité uniforme dans le pot.

Des bords de bocaux propres sont essentiels pour obtenir une fermeture sécurisée. Même le plus petit résidu peut compromettre l'étanchéité, permettant aux bactéries de s'infiltrer. Essuyer les bords avec un chiffon propre et humide avant de placer les couvercles sur les bocaux est une étape simple mais cruciale pour maintenir la sécurité de la mise en conserve.

Placement et traitement du couvercle : une symphonie de précision

Le processus consistant à placer les couvercles sur les bocaux et à les immerger dans la conserve est une symphonie de précision en matière de sécurité de mise en conserve. Les baguettes de couvercle et les lève-couvercles magnétiques simplifient le placement des couvercles sur les bocaux, éliminant ainsi le besoin d'un contact direct avec les couvercles. Le choix d'utiliser ou non des bandes métalliques pendant la transformation dépend de la recette et de la méthode de mise en conserve, et les directives doivent être scrupuleusement suivies.

Les délais de traitement ne sont pas arbitraires ; ils sont l'aboutissement de calculs scientifiques visant à assurer la destruction des micro-organismes nuisibles. Les minuteries, qu'elles soient manuelles ou numériques, deviennent les gardiennes de la sécurité de la mise en conserve, alertant les conserveries de la fin des délais de traitement et incitant au retrait rapide des bocaux de la conserverie.

Refroidissement et étanchéité : la patience comme vertu

La sécurité de la mise en conserve s'étend jusqu'à la période d'attente du patient après le traitement. Les bocaux doivent pouvoir refroidir naturellement, sans être dérangés, sur une serviette propre ou une grille de refroidissement. Le son distinctif « pop », indiquant une mise sous vide réussie, est une musique pour les oreilles d'un conserveur.

Résistez à la tentation d'appuyer sur les couvercles pendant le refroidissement. L'aspiration naturelle créée lorsque les bocaux refroidissent attire les couvercles vers l'intérieur, formant un joint étanche. Une altération prématurée peut perturber ce processus, mettant en péril la sécurité des conserves.

Inspection post-traitement : vigilance en matière de sécurité

Même une fois les bocaux scellés et le processus immédiat terminé, la sécurité de la mise en conserve reste un engagement continu. Inspectez chaque bocal à la recherche de signes de joints compromis, y compris les couvercles qui fléchissent ou éclatent lorsqu'ils sont pressés. Si un pot ne parvient pas à se sceller, réfrigérez son contenu rapidement et consommez-le dans un délai raisonnable.

Conservez les bocaux scellés dans un endroit frais, sombre et sec, à l'abri de la lumière directe du soleil et des variations de température. Un garde-manger bien organisé et doté d'étagères appropriées contribue à la longévité des biens conservés.

Meilleures pratiques pour la sécurité des mises en conserve : une récapitulation

1.	Commencez avec des ingrédients de qualité : des ingrédients frais et de haute qualité contribuent à la sécurité et à la saveur des produits en conserve.

2.	Utilisez des recettes fiables : Fiez-vous à des recettes de mise en conserve testées et fiables provenant de sources réputées. Ne modifiez pas les ingrédients ou les proportions.

3.	Maintenir la propreté : donnez la priorité à la propreté tout au long du processus de mise en conserve. Stérilisez les bocaux, les couvercles et les ustensiles et maintenez un environnement de travail désinfecté.

4.	Suivez les directives d'espace libre : respectez l'espace libre recommandé dans les bocaux pour permettre une expansion appropriée pendant le traitement.

5.	Assurer une acidification appropriée : équilibrez l'acidité des aliments très acides et suivez les directives recommandées pour les acides ajoutés.

6.	Master Pressure Canning : Comprenez les nuances de la mise en conserve sous pression, y compris l'importance d'un contrôle précis de la température et de la pression.

7.   Élimination des bulles : éliminez soigneusement les bulles d'air des bocaux pour obtenir une densité uniforme.

8.   Essuyez les bords des bocaux : nettoyez les bords des bocaux avant de placer les couvercles pour assurer une bonne étanchéité.

9.   Placement attentif du couvercle : utilisez des baguettes de couvercle ou des lève-couvercles magnétiques pour un placement précis et hygiénique du couvercle.

10.   Délais de traitement précis : réglez les minuteries avec précision pour respecter les temps de traitement recommandés.

11.   Refroidissement naturel : laissez les bocaux refroidir naturellement et sans être dérangés pour obtenir une bonne fermeture sous vide.

12.   Inspection après traitement : Inspectez les bocaux scellés pour détecter tout signe de sceau compromis et réfrigérez ou consommez rapidement les bocaux non scellés.

La sécurité de la mise en conserve n'est pas simplement un ensemble de lignes directrices ; c'est un engagement à préserver l'essence des saisons de manière sûre et responsable. Alors que les conserveries évoluent dans le paysage complexe du bain-marie et de la mise en conserve sous pression, le respect méticuleux des meilleures pratiques garantit non seulement la sécurité mais également l'excellence culinaire des produits conservés.

La tradition durable de la mise en conserve est plus qu'un art culinaire ; c'est un témoignage de l'intersection de la nature, de la science et de l'artisanat. Dans chaque pot, soigneusement scellé et étiqueté, se trouve l'incarnation de la générosité d'une saison, attendant le moment joyeux d'être savouré longtemps après la fin de la récolte. Alors que les conserveries se lancent dans cette aventure, les principes de sécurité de la mise en conserve deviennent non seulement les gardiens des saveurs, mais aussi l'héritage durable d'une pratique qui relie le temps et le goût.

CHAPITRE 4

CONSERVATION AU BAIN-MARIE : Légumes CHOU-FLEUR

Étape 1 : Rassemblez votre équipement et vos ingrédients

Temps de préparation : 15 minutes

Avant de commencer le processus de mise en conserve au bain-marie, assurez-vous de disposer de tout l'équipement et des ingrédients nécessaires.

Matériel nécessaire :

1. Marmite à bain-marie avec support

2. Bocaux de conserve avec couvercles et bandes

3. Lève-bocal

4. Lève-couvercle magnétique ou baguette de couvercle

5. Entonnoir

6. Dissolvant de bulles ou spatule

7. Des serviettes propres ou des essuie-tout

8. Planche à découper et couteau

9. Grand pot pour la saumure 10. Passoire ou passoire

Ingrédients:

1. Chou-fleur frais

2. vinaigre blanc

3. Eau

4. Sel de décapage

5. Gousses d'ail (facultatif)

6. Poivre entier (facultatif)

7. Flocons de piment rouge (facultatif)

8. Aneth frais (facultatif)

Étape 2 : Préparez votre chou-fleur

Temps de préparation : 10 minutes

Sélectionnez des têtes de chou-fleur fraîches et coupez-les en bouquets de la taille d'une bouchée. Rincez les fleurons sous l'eau courante pour éliminer toute saleté ou débris.

Étape 3 : Préparer la saumure de décapage

Temps de préparation : 5 minutes

Temps de cuisson : 5 minutes

Dans une grande casserole, préparez une saumure en mélangeant du vinaigre blanc, de l'eau et du sel pour marinade. Le rapport est généralement de 1:1:1 pour le vinaigre, l'eau et le sel. Portez la saumure à ébullition en remuant pour que le sel se dissolve complètement.

Étape 4 : Blanchir le chou-fleur

Temps de préparation : 2 minutes

Temps de cuisson : 2 minutes

Blanchir les fleurons de chou-fleur en les plaçant dans l'eau bouillante pendant environ 2 minutes. Transférez rapidement le chou-fleur blanchi dans une passoire et rincez-le sous l'eau froide ou placez-le dans un bain de glace pour arrêter la cuisson.

Étape 5 : Emballez les pots

Temps de préparation : 10 minutes

À l'aide d'un entonnoir propre, emballez le chou-fleur blanchi dans des bocaux de conserve stérilisés, en laissant environ 1 pouce d'espace libre au sommet. Ajoutez des ingrédients facultatifs comme des gousses d'ail, des grains de poivre entiers, des flocons de piment rouge ou de l'aneth frais pour la saveur.

Étape 6 : Remplissez les bocaux de saumure de décapage

Temps de préparation : 5 minutes

Versez la saumure chaude sur le chou-fleur dans chaque pot, en conservant l'espace libre de 1 pouce. Utilisez un dissolvant de bulles ou une spatule pour libérer les bulles d'air emprisonnées et assurez-vous que le chou-fleur est complètement immergé dans la saumure.

Étape 7 : Essuyez les bords des bocaux et appliquez les couvercles

Temps de préparation : 5 minutes

Essuyez les bords des bocaux avec un chiffon propre et humide pour éliminer tout résidu. À l'aide d'un lève-couvercle magnétique ou d'une baguette à couvercle, placez les couvercles stérilisés sur les bocaux. Vissez les bandes jusqu'à ce qu'elles soient serrées du bout des doigts.

Étape 8 : Traitement dans la marmite au bain-marie

Temps de cuisson : 10-15 minutes

Placez les bocaux remplis dans la marmite du bain-marie, en vous assurant qu'ils sont complètement immergés dans l'eau. Portez l'eau à ébullition et traitez les bocaux pendant la durée recommandée, généralement environ 10 à 15 minutes. Ajustez le temps de traitement en fonction de votre altitude.

Étape 9 : Refroidir et vérifier les joints

Temps de refroidissement : 30 minutes

Après le traitement, éteignez le feu et laissez les bocaux reposer dans l'eau pendant quelques minutes. À l'aide d'un lève-bocal, retirez soigneusement les bocaux de la marmite et placez-les sur une serviette propre ou une grille de refroidissement. Laissez les pots refroidir complètement.

Vérifiez les joints en appuyant sur le centre de chaque couvercle. Si le couvercle ne fléchit pas ou ne fait pas de bruit sec, le pot est scellé.

Étape 10 : Étiqueter et conserver

Temps de préparation : 5 minutes

Étiquetez chaque pot avec le contenu et la date de mise
en conserve.

Conservez les bocaux scellés dans un endroit frais,
sombre et sec. Le chou-fleur mariné correctement en
conserve peut durer jusqu'à un an, offrant un ajout
piquant et savoureux à vos repas.

Étape 11 : Dégustez votre chou-fleur mariné

Temps de maturation : 2 à 4 semaines

Une fois que le chou-fleur mariné a eu le temps de mûrir,
généralement quelques semaines après la mise en
conserve, dégustez-le comme ajout savoureux et pratique
aux salades, aux sandwichs ou comme délicieuse
collation.

BETTERAVES MARINÉES

**Étape 1 : Rassemblez votre équipement et vos
ingrédients**

Temps de préparation : 15 minutes

Avant de commencer le processus de mise en conserve
au bain-marie, rassemblez tout l'équipement et les
ingrédients nécessaires.

Matériel nécessaire :

1. Marmite à bain-marie avec support

2. Bocaux de conserve avec couvercles et bandes

3. Lève-bocal

4. Lève-couvercle magnétique ou baguette de couvercle

5. Entonnoir

6. Grand pot pour la saumure

7. Planche à découper et couteau

8. Passoire ou passoire

Ingrédients:

1. Betteraves fraîches

2. vinaigre blanc

3. Eau

4. Sucre

5. Sel de décapage

6. clous de girofle entiers (facultatif)

7. Bâtons de cannelle (facultatif)

8. Gingembre frais (facultatif)

Étape 2 : Préparez vos betteraves

Temps de préparation : 20 minutes

Temps de cuisson : 30-45 minutes

Sélectionnez des betteraves fraîches et fermes. Coupez les feuilles en laissant environ 1 à 2 pouces de tiges. Frottez les betteraves pour enlever la saleté et coupez les racines. Faire bouillir ou cuire à la vapeur les betteraves jusqu'à ce qu'elles soient tendres lorsqu'on les pique avec une fourchette, généralement 30 à 45 minutes.

Étape 3 : Peler et trancher les

betteravesTemps de préparation

: 15 minutes

Une fois les betteraves tendres, laissez-les refroidir avant de les éplucher. Les peaux doivent facilement s'effacer avec les mains.
Coupez les betteraves en morceaux uniformes de la taille d'une bouchée.

Étape 4 : Préparer la saumure de décapage

Temps de préparation : 10 minutes

Temps de cuisson : 10 minutes

Dans une grande casserole, mélanger le vinaigre blanc, l'eau, le sucre et le sel de décapage pour créer la saumure de décapage. Ajoutez des clous de girofle entiers, des bâtons de cannelle et du gingembre frais si vous le souhaitez. Portez la saumure à ébullition en remuant pour dissoudre le sucre et le sel. Laissez mijoter 10 minutes.

Étape 5 : Emballez les pots

Temps de préparation : 10 minutes

À l'aide d'un entonnoir propre, emballez les betteraves tranchées dans des bocaux de conserve stérilisés, en laissant environ 1 pouce d'espace libre. Ajoutez des épices facultatives comme des clous de girofle, des bâtons de cannelle ou du gingembre pour plus de saveur.

Étape 6 : Remplissez les bocaux de saumure de décapage

Temps de préparation : 5 minutes

Versez la saumure chaude sur les betteraves dans chaque pot, en conservant l'espace libre de 1 pouce. Utilisez un dissolvant de bulles ou une spatule pour libérer les bulles d'air emprisonnées et assurez-vous que les betteraves sont complètement immergées dans la saumure.

Étape 7 : Essuyez les bords des bocaux et appliquez les couvercles

Temps de préparation : 5 minutes

Essuyez les bords des bocaux avec un chiffon propre et humide pour éliminer tout résidu. À l'aide d'un lève-couvercle magnétique ou d'une baguette à couvercle, placez les couvercles stérilisés sur les bocaux. Vissez les bandes jusqu'à ce qu'elles soient serrées du bout des doigts.

Étape 8 : Traitement dans la marmite au bain-marie

Temps de cuisson : 30 minutes

Placez les bocaux remplis dans la marmite du bain-marie, en vous assurant qu'ils sont complètement immergés dans l'eau. Portez l'eau à ébullition et mélangez les bocaux pendant 30 minutes. Ajustez le temps de traitement en fonction de votre altitude.

Étape 9 : Refroidir et vérifier les joints Temps de refroidissement : 30 minutes Après le traitement, éteignez le feu et laissez les bocaux reposer dans l'eau pendant quelques minutes. À l'aide d'un lève-bocal, retirez soigneusement les bocaux de la marmite et placez-les sur une serviette propre ou une grille de refroidissement. Laissez les pots refroidir complètement.

Vérifiez les joints en appuyant sur le centre de chaque couvercle. Si le couvercle ne fléchit pas ou ne fait pas de bruit sec, le pot est scellé.

Étape 10 : Étiqueter et conserver

Temps de préparation : 5 minutes

Étiquetez chaque pot avec le contenu et la date de mise en conserve.

Conservez les bocaux scellés dans un endroit frais, sombre et sec. Les betteraves marinées correctement en conserve peuvent durer jusqu'à un an, offrant un ajout délicieux et polyvalent à vos repas.

Étape 11 : Profitez de vos betteraves marinées

Temps de maturation : 2 à 4 semaines

Une fois que les betteraves marinées ont eu le temps de mûrir, généralement quelques semaines après la mise en conserve, dégustez-les comme plat d'accompagnement vibrant et savoureux, comme garniture de salade ou comme collation.

CONCOMBRES MARINÉS

Étape 1 : Rassemblez votre équipement et vos ingrédients

Temps de préparation : 15 minutes

Avant de commencer le processus de mise en conserve au bain-marie, rassemblez tout l'équipement et les ingrédients nécessaires.

Matériel nécessaire :

1. Marmite à bain-marie avec support

2. Bocaux de conserve avec couvercles et bandes

3. Lève-bocal

4. Lève-couvercle magnétique ou baguette de couvercle

5. Entonnoir

6. Grand pot pour décaper la saumure

7. Planche à découper et couteau

8. Des serviettes propres ou des essuie-tout

9. Trancheuse à concombre (facultatif) 10. Sacs à épices
   ou étamine (facultatif)

Ingrédients:

1. Concombres frais (les concombres marinés ou kirby sont
   meilleur)

2. vinaigre blanc

3. Eau

4. Sel de décapage

5. Sucre

6. Gousses d'ail entières

7. Graines d'aneth ou têtes d'aneth fraîches 8. Graines de
moutarde (facultatif)

9. Flocons de piment rouge

(facultatif) 10. Grains de poivre

noir

Étape 2 : Préparez vos concombres

Temps de préparation : 20 minutes

Sélectionnez des concombres frais et fermes. Lavez et
coupez les extrémités. Si vous le souhaitez, coupez les
concombres en pointes ou en rondelles à l'aide d'une
trancheuse à concombre.

Étape 3 : Préparer la saumure de décapage

Temps de préparation : 10 minutes

Temps de cuisson : 10 minutes

Dans une grande casserole, mélangez le vinaigre blanc,
l'eau, le sel mariné, le sucre et les épices de votre choix
(gousses d'ail, graines d'aneth, graines de moutarde,
flocons de piment rouge et grains de poivre noir). Portez
la saumure à ébullition en remuant pour dissoudre le
sucre et le sel. Laissez mijoter 10 minutes.

Étape 4 : Emballez les pots

Temps de préparation : 10 minutes

À l'aide d'un entonnoir propre, emballez les tranches de concombre dans des bocaux de conserve stérilisés, en laissant environ 1/2 pouce d'espace libre. Ajoutez des têtes d'aneth fraîches ou des graines d'aneth pour plus de saveur. Si vous préférez, placez les épices comme les gousses d'ail dans des sacs à épices ou une étamine pour les retirer plus facilement plus tard.

Étape 5 : Remplissez les bocaux de saumure de décapage

Temps de préparation : 5 minutes

Versez la saumure chaude sur les concombres dans chaque pot, en conservant l'espace libre de 1/2 pouce. Utilisez un dissolvant de bulles ou une spatule pour libérer les bulles d'air emprisonnées et assurez-vous que les concombres sont entièrement recouverts de saumure.

Étape 6 : Essuyez les bords des bocaux et appliquez les couvercles

Temps de préparation : 5 minutes

Essuyez les bords des bocaux avec un chiffon propre et humide pour éliminer tout résidu. À l'aide d'un lève-couvercle magnétique ou d'une baguette à couvercle, placez les couvercles stérilisés sur les bocaux. Vissez les bandes jusqu'à ce qu'elles soient serrées du bout des doigts.

Étape 7 : Traitement dans la marmite au bain-marie

Temps de cuisson : 10 minutes

Placez les bocaux remplis dans la marmite du bain-marie, en vous assurant qu'ils sont complètement immergés dans l'eau. Portez l'eau à ébullition et mélangez les bocaux pendant 10 minutes. Ajustez le temps de traitement en fonction de votre altitude.

Étape 8 : Refroidir et vérifier les joints

Temps de refroidissement : 30 minutes

Après le traitement, éteignez le feu et laissez les bocaux reposer dans l'eau pendant quelques minutes. À l'aide d'un lève-bocal, retirez soigneusement les bocaux de la marmite et placez-les sur une serviette propre ou une grille de refroidissement. Laissez les pots refroidir complètement.

Vérifiez les joints en appuyant sur le centre de chaque couvercle. Si le couvercle ne fléchit pas ou ne fait pas de bruit sec, le pot est scellé.

Étape 9 : Étiqueter et conserver

Temps de préparation : 5 minutes

Étiquetez chaque pot avec le contenu et la date de mise en conserve.

Conservez les bocaux scellés dans un endroit frais, sombre et sec. Les concombres marinés correctement en conserve peuvent durer jusqu'à un an, offrant un ajout croquant et savoureux à vos repas.

Étape 10 : Dégustez vos concombres marinés

Temps de maturation : 2 à 4 semaines

Une fois que les concombres marinés ont eu le temps de mûrir, généralement quelques semaines après la mise en conserve, dégustez-les comme délicieuse collation, garniture de sandwich ou plat d'accompagnement.

CORICONS JALAPEÑOS ÉPICÉS

Étape 1 : Rassemblez votre équipement et vos ingrédients

Temps de préparation : 15 minutes

Avant de commencer le processus de mise en conserve au bain-marie, rassemblez tout l'équipement et les ingrédients nécessaires.

Matériel nécessaire :

1. Marmite à bain-marie avec support
2. Bocaux de conserve avec couvercles et bandes
3. Lève-bocal
4. Lève-couvercle magnétique ou baguette de couvercle
5. Entonnoir
6. Grand pot pour décaper la saumure
7. Planche à découper et couteau
8. Des serviettes propres ou des essuie-tout
9. Gants en latex (facultatif pour manipuler les jalapeños)
10. Sacs à épices ou étamine (facultatif)

Ingrédients:

1. Piments jalapeño frais

2. vinaigre blanc

3. Eau

4. Sel de décapage

5. Sucre

6. Gousses d'ail

7. Poivre noir entier

8. Graines de moutarde

9. Graines de coriandre

10. Flocons de piment rouge (pour plus de piquant)

Étape 2 : Préparez vos jalapeños

Temps de préparation : 20 minutes

En portant des gants, coupez les jalapeños en rondelles ou en pointes, selon votre préférence. Retirer les graines et les membranes peut réduire la chaleur. Soyez prudent, car les huiles de jalapeños peuvent provoquer une irritation cutanée ; évitez de toucher votre visage.

Étape 3 : Préparer la saumure de décapage

Temps de préparation : 10 minutes

Temps de cuisson : 10 minutes

Dans une grande casserole, mélanger le vinaigre blanc, l'eau, le sel de décapage, le sucre, les gousses d'ail, les grains de poivre noir, les graines de moutarde, les graines de coriandre et les flocons de piment rouge. Portez la saumure à ébullition en remuant pour dissoudre le sucre et le sel. Laissez mijoter 10 minutes.

Étape 4 : Emballez les pots

Temps de préparation : 10 minutes

À l'aide d'un entonnoir propre, emballez les jalapeños tranchés dans des bocaux de conserve stérilisés, en laissant environ 1/2 pouce d'espace libre. Si vous préférez, placez les épices comme les gousses d'ail, les graines de moutarde et les graines de coriandre dans des sacs à épices ou une étamine pour les retirer plus facilement plus tard.

Étape 5 : Remplissez les bocaux de saumure de décapage

Temps de préparation : 5 minutes

Versez la saumure chaude sur les jalapeños dans chaque pot, en conservant l'espace libre de 1/2 pouce. Utilisez un dissolvant de bulles ou une spatule pour libérer les bulles d'air emprisonnées et assurez-vous que les jalapeños sont entièrement recouverts de saumure.

Étape 6 : Essuyez les bords des bocaux et appliquez les couvercles

Temps de préparation : 5 minutes

Essuyez les bords des bocaux avec un chiffon propre et humide pour éliminer tout résidu. À l'aide d'un lève-couvercle magnétique ou d'une baguette à couvercle, placez les couvercles stérilisés sur les bocaux. Vissez les bandes jusqu'à ce qu'elles soient serrées du bout des doigts.

Étape 7 : Traitement dans la marmite au bain-marie

Temps de cuisson : 10 minutes

Placez les bocaux remplis dans la marmite du bain-marie, en vous assurant qu'ils sont complètement immergés dans l'eau. Portez l'eau à ébullition et mélangez les bocaux pendant 10 minutes. Ajustez le temps de traitement en fonction de votre altitude.

Étape 8 : Refroidir et vérifier les joints

Temps de refroidissement : 30 minutes

Après le traitement, éteignez le feu et laissez les bocaux reposer dans l'eau pendant quelques minutes. À l'aide d'un lève-bocal, retirez soigneusement les bocaux de la marmite et placez-les sur une serviette propre ou une grille de refroidissement. Laissez les pots refroidir complètement.

Vérifiez les joints en appuyant sur le centre de chaque couvercle. Si le couvercle ne fléchit pas ou ne fait pas de bruit sec, le pot est scellé.

Étape 9 : Étiqueter et conserver

Temps de préparation : 5 minutes

Étiquetez chaque pot avec le contenu et la date de mise en conserve.
Conservez les bocaux scellés dans un endroit frais, sombre et sec.

Les cornichons jalapeño épicés correctement en conserve peuvent durer jusqu'à un an, offrant un ajout piquant à vos repas.

Étape 10 : Dégustez vos cornichons épicés aux jalapeños

Temps de maturation : 2 à 4 semaines

Une fois que les cornichons jalapeño épicés ont eu le temps de mûrir, généralement quelques semaines après la mise en conserve, dégustez-les comme accompagnement enflammé de hamburgers, nachos, burritos, sandwichs ou comme garniture audacieuse pour des tacos.

RADIS MARINÉS

La mise en conserve au bain-marie est une excellente méthode pour préserver la saveur vive et vibrante des radis marinés.

Étape 1 : Rassemblez votre équipement et vos ingrédients

Temps de préparation : 15 minutes

Avant de commencer le processus de mise en conserve au bain-marie, rassemblez tout l'équipement et les ingrédients nécessaires.

Matériel nécessaire :

1. Marmite à bain-marie avec support

2. Bocaux de conserve avec couvercles et bandes

3. Lève-bocal

4. Lève-couvercle magnétique ou baguette de couvercle

5. Entonnoir

6. Grand pot pour décaper la saumure

7. Planche à découper et couteau 8. Serviettes propres ou

essuie-tout

Ingrédients:

1. Radis frais

2. vinaigre blanc

3. Eau

4. Sel de décapage

5. Sucre

6. Gousses d'ail

7. Poivre noir entier

8. Graines de moutarde

9. Aneth frais (facultatif)

10. Flocons de piment rouge (facultatif)

Étape 2 : Préparez vos radis Temps de préparation : 20 minutes

Lavez et coupez les radis en enlevant les fanes et les racines. Coupez-les en fines rondelles ou en quartiers, selon vos préférences.

Étape 3 : Préparer la saumure de décapage

Temps de préparation : 10 minutes

Temps de cuisson : 10 minutes

Dans une grande casserole, mélanger le vinaigre blanc, l'eau, le sel mariné, le sucre, les gousses d'ail, les grains de poivre noir et les graines de moutarde. Ajoutez éventuellement de l'aneth frais et des flocons de piment rouge pour plus de saveur. Portez la saumure à ébullition en remuant pour dissoudre le sucre et le sel. Laissez mijoter 10 minutes.

Étape 4 : Emballez les pots

Temps de préparation : 10 minutes

À l'aide d'un entonnoir propre, emballez les radis tranchés dans des bocaux de conserve stérilisés, en laissant environ 1/2 pouce d'espace libre. Si vous avez ajouté de l'aneth frais ou des flocons de piment rouge à la saumure, vous pouvez également inclure un petit brin d'aneth ou une pincée de flocons de piment rouge dans chaque pot pour un attrait visuel.

Étape 5 : Remplissez les bocaux de saumure de décapage

Temps de préparation : 5 minutes

Versez la saumure chaude sur les radis dans chaque pot, en conservant l'espace libre de 1/2 pouce. Utilisez un dissolvant de bulles ou une spatule pour libérer les bulles d'air emprisonnées et assurez-vous que les radis sont entièrement recouverts de saumure.

Étape 6 : Essuyez les bords des bocaux et appliquez les couvercles

Temps de préparation : 5 minutes

Essuyez les bords des bocaux avec un chiffon propre et humide pour éliminer tout résidu. À l'aide d'un lève-couvercle magnétique ou d'une baguette à couvercle, placez les couvercles stérilisés sur les bocaux. Vissez les bandes jusqu'à ce qu'elles soient serrées du bout des doigts.

Étape 7 : Traitement dans la marmite au bain-marie

Temps de cuisson : 10 minutes

Placez les bocaux remplis dans la marmite du bain-marie, en vous assurant qu'ils sont complètement immergés dans l'eau. Portez l'eau à ébullition et mélangez les bocaux pendant 10 minutes. Ajustez le temps de traitement en fonction de votre altitude.

Étape 8 : Refroidir et vérifier les joints Temps de refroidissement : 30 minutes Après le traitement, éteignez le feu et laissez les bocaux reposer dans l'eau pendant quelques minutes. À l'aide d'un lève-bocal, retirez soigneusement les bocaux de la marmite et placez-les sur une serviette propre ou une grille de refroidissement. Laissez les pots refroidir complètement.

Vérifiez les joints en appuyant sur le centre de chaque couvercle. Si le couvercle ne fléchit pas ou ne fait pas de bruit sec, le pot est scellé.

Étape 9 : Étiqueter et conserver

Temps de préparation : 5 minutes

Étiquetez chaque pot avec le contenu et la date de mise en conserve. Conservez les bocaux scellés dans un endroit frais, sombre et sec. Les radis marinés correctement en conserve peuvent durer jusqu'à un an, offrant un ajout croquant et savoureux à vos repas.

Étape 10 : Profitez de vos radis marinés

Temps de maturation : 2 à 4 semaines

Une fois que les radis marinés ont eu le temps de mûrir, généralement quelques semaines après la mise en conserve, dégustez-les comme accompagnement croustillant et piquant de salades, de sandwichs ou comme délicieuse collation.

CHAPITRE 5

CONSERVATION AU BAIN-MARIE :
Fruits

ABRICOTS

Étape 1 : Rassemblez votre équipement et vos ingrédients

Temps de préparation : 15 minutes

Avant de commencer le processus de mise en conserve au bain-marie, rassemblez tout l'équipement et les ingrédients nécessaires.

Matériel nécessaire :

1. Marmite à bain-marie avec support

2. Bocaux de conserve avec couvercles et bandes

3. Lève-bocal

4. Lève-couvercle magnétique ou baguette de couvercle

5. Entonnoir

6. Grande casserole pour blanchir à l'eau chaude

7. Cuillère à fentes

8. Des serviettes propres ou des essuie-tout

9. Couteau à éplucher

Ingrédients:

1. Abricots frais

2. Jus de citron (pour l'acidification)

3. Sirop simple (facultatif, à base d'eau et de sucre)

4. Conservateur de fruits ou acide citrique (facultatif)

Étape 2 : Préparez vos abricots

Temps de préparation : 20 minutes

Lavez les abricots et coupez-les en deux en retirant les noyaux. Si vous le souhaitez, blanchissez les abricots dans l'eau chaude pendant 1 à 2 minutes pour faciliter l'élimination de la peau. Après les avoir blanchis, transférez-les dans un bol d'eau glacée pour qu'ils refroidissent rapidement. Retirez les peaux.

Étape 3 : acidifier les abricots

Temps de préparation : 5 minutes

Pour éviter qu'ils ne brunissent, placez les moitiés d'abricots dans un bol d'eau additionnée de jus de citron ou utilisez un conservateur de fruits contenant de l'acide ascorbique. Cette étape est cruciale pour conserver la couleur éclatante des abricots.

Étape 4 : Préparez un sirop simple (facultatif)

Temps de préparation : 10 minutes

Temps de cuisson : 5 minutes

Si vous le souhaitez, préparez un sirop simple en dissolvant le sucre dans l'eau à feu moyen. Cette étape rehausse la douceur des abricots. Laissez le sirop refroidir avant de l'utiliser dans le processus de mise en conserve.

Étape 5 : Emballez les pots

Temps de préparation : 10 minutes

À l'aide d'un entonnoir propre, emballez les moitiés d'abricots pelées et acidifiées dans des bocaux de conserve stérilisés, en laissant environ 1/2 pouce d'espace libre. Si vous avez préparé un sirop simple, versez-le sur les abricots en conservant l'espace libre de 1/2 pouce.

Étape 6 : Essuyez les bords des bocaux et appliquez les couvercles

Temps de préparation : 5 minutes

Essuyez les bords des bocaux avec un chiffon propre et humide pour éliminer tout résidu. À l'aide d'un lève-couvercle magnétique ou d'une baguette à couvercle, placez les couvercles stérilisés sur les bocaux. Vissez les bandes jusqu'à ce qu'elles soient serrées du bout des doigts.

Étape 7 : Traitement dans la marmite au bain-marie

Temps de cuisson : 20 minutes

Placez les bocaux remplis dans la marmite du bain-marie, en vous assurant qu'ils sont complètement immergés dans l'eau. Portez l'eau à ébullition et mélangez les bocaux pendant 20 minutes. Ajustez le temps de traitement en fonction de votre altitude.

Étape 8 : Refroidir et vérifier les joints

Temps de refroidissement : 30 minutes

Après le traitement, éteignez le feu et laissez les bocaux reposer dans l'eau pendant quelques minutes. À l'aide d'un lève-bocal, retirez soigneusement les bocaux de la marmite et placez-les sur une serviette propre ou une grille de refroidissement. Laissez les pots refroidir complètement.

Vérifiez les joints en appuyant sur le centre de chaque couvercle. Si le couvercle ne fléchit pas ou ne fait pas de bruit sec, le pot est scellé.

Étape 9 : Étiqueter et conserver

Temps de préparation : 5 minutes

Étiquetez chaque pot avec le contenu et la date de mise en conserve. Conservez les bocaux scellés dans un endroit frais, sombre et sec.
Les abricots correctement en conserve peuvent durer jusqu'à un an, constituant un délicieux ajout aux desserts, aux petits-déjeuners ou aux collations.

Étape 10 : Profitez de vos abricots en conserve

Affinage : Prêt à déguster

Une fois que les abricots en conserve ont refroidi et que les saveurs se sont mélangées, dégustez-les comme ajout sucré et pratique à divers plats ou comme gâterie autonome.

PRUNES

La mise en conserve au bain-marie est une délicieuse façon de préserver les bienfaits sucrés et juteux des prunes, vous assurant ainsi de goûter à l'été toute l'année.

Étape 1 : Rassemblez votre équipement et vos ingrédients

Temps de préparation : 15 minutes

Avant de commencer le processus de mise en conserve au bain-marie, rassemblez tout l'équipement et les ingrédients nécessaires.

Matériel nécessaire :

1. Marmite à bain-marie avec support

2. Bocaux de conserve avec couvercles et bandes

3. Lève-bocal

4. Lève-couvercle magnétique ou baguette de couvercle

5. Entonnoir

6. Grand pot pour blanchir

7. Cuillère à fentes

8. Des serviettes propres ou des essuie-tout

9. Couteau à éplucher

Ingrédients:

1. Prunes fraîches

2. Jus de citron (pour l'acidification)

3. Sirop simple (facultatif, à base d'eau et de sucre)

4. Conservateur de fruits ou acide citrique (facultatif)

Étape 2 : Préparez vos prunes

Temps de préparation : 20 minutes

Lavez les prunes et coupez-les en deux en retirant les noyaux. Si vous le souhaitez, blanchissez les prunes dans l'eau chaude pendant 1 à 2 minutes pour faciliter l'élimination de la peau. Après les avoir blanchis, transférez-les dans un bol d'eau glacée pour qu'ils refroidissent rapidement. Retirez les peaux.

Étape 3 : acidifier les prunes

Temps de préparation : 5 minutes

Pour éviter le brunissement, placez les moitiés de prune dans un bol d'eau avec du jus de citron ou utilisez un

conservateur de fruits contenant de l'acide ascorbique.
Cette étape est cruciale pour conserver la couleur
éclatante des prunes.

Étape 4 : Préparez un sirop simple (facultatif)

Temps de préparation : 10 minutes

Temps de cuisson : 5 minutes

Si vous le souhaitez, préparez un sirop simple en
dissolvant le sucre dans l'eau à feu moyen. Cette étape
rehausse la douceur des prunes. Laissez le sirop refroidir
avant de l'utiliser dans le processus de mise en conserve.

Étape 5 : Emballez les pots

Temps de préparation : 10 minutes

À l'aide d'un entonnoir propre, emballez les moitiés de
prune pelées et acidifiées dans des bocaux de conserve
stérilisés, en laissant environ 1/2 pouce d'espace libre. Si
vous avez préparé un sirop simple, versez-le sur les
prunes en conservant l'espace libre de 1/2 pouce.

Étape 6 : Essuyez les bords des bocaux et appliquez les couvercles

Temps de préparation : 5 minutes

Essuyez les bords des bocaux avec un chiffon propre et humide pour éliminer tout résidu. À l'aide d'un lève-couvercle magnétique ou d'une baguette à couvercle, placez les couvercles stérilisés sur les bocaux. Vissez les bandes jusqu'à ce qu'elles soient serrées du bout des doigts.

Étape 7 : Traitement dans la marmite au bain-marie

Temps de cuisson : 20 minutes

Placez les bocaux remplis dans la marmite du bain-marie, en vous assurant qu'ils sont complètement immergés dans l'eau. Portez l'eau à ébullition et mélangez les bocaux pendant 20 minutes. Ajustez le temps de traitement en fonction de votre altitude.

Étape 8 : Refroidir et vérifier les joints

Temps de refroidissement : 30 minutes

Après le traitement, éteignez le feu et laissez les bocaux reposer dans l'eau pendant quelques minutes. À l'aide d'un lève-bocal, retirez soigneusement les bocaux de la marmite et placez-les sur une serviette propre ou une

grille de refroidissement. Laissez les pots refroidir
complètement.

Vérifiez les joints en appuyant sur le centre de chaque
couvercle. Si le couvercle ne fléchit pas ou ne fait pas de
bruit sec, le pot est scellé.

Étape 9 : Étiqueter et conserver

Temps de préparation : 5 minutes

Étiquetez chaque pot avec le contenu et la date de mise
en conserve. Conservez les bocaux scellés dans un
endroit frais, sombre et sec. Les prunes correctement en
conserve peuvent durer jusqu'à un an, constituant un
ingrédient polyvalent pour les desserts, les confitures ou
les collations.

Étape 10 : Profitez de vos prunes en conserve

Affinage : Prêt à déguster

Une fois que les prunes en conserve ont refroidi et que
les saveurs se sont mélangées, dégustez-les comme ajout
sucré et pratique à divers plats ou comme gâterie
autonome.

NECTARINES

Étape 1 : Rassemblez votre équipement et vos ingrédients

Temps de préparation : 15 minutes

Avant de commencer le processus de mise en conserve au bain-marie, rassemblez tout l'équipement et les ingrédients nécessaires.

Matériel nécessaire :

1. Marmite à bain-marie avec support

2. Bocaux de conserve avec couvercles et bandes

3. Lève-bocal

4. Lève-couvercle magnétique ou baguette de couvercle

5. Entonnoir

6. Grand pot pour blanchir

7. Cuillère à fentes

8. Des serviettes propres ou des essuie-tout

9. Couteau à éplucher**Ingrédients:**

1. Nectarines fraîches

2. Jus de citron (pour l'acidification)

3. Sirop simple (facultatif, à base d'eau et de sucre)

4. Conservateur de fruits ou acide citrique (facultatif)

Étape 2 : Préparez vos nectarines

Temps de préparation : 20 minutes

Lavez les nectarines et coupez-les en deux en retirant les noyaux. Si vous le souhaitez, blanchissez les nectarines dans l'eau chaude pendant 1 à 2 minutes pour faciliter l'élimination de la peau. Après les avoir blanchis, transférez-les dans un bol d'eau glacée pour qu'ils refroidissent rapidement. Retirez les peaux.

Étape 3 : acidifier les nectarines

Temps de préparation : 5 minutes

Pour éviter qu'elles ne brunissent, placez les moitiés de nectarine dans un bol d'eau additionnée de jus de citron ou utilisez un conservateur de fruits contenant de l'acide ascorbique. Cette étape est cruciale pour conserver la couleur éclatante des nectarines.

Étape 4 : Préparez un sirop simple (facultatif)

Temps de préparation : 10 minutes

Temps de cuisson : 5 minutes

Si vous le souhaitez, préparez un sirop simple en dissolvant le sucre dans l'eau à feu moyen. Cette étape rehausse la douceur des nectarines. Laissez le sirop refroidir avant de l'utiliser dans le processus de mise en conserve.

Étape 5 : Emballez les pots

Temps de préparation : 10 minutes

À l'aide d'un entonnoir propre, emballez les moitiés de nectarine pelées et acidifiées dans des bocaux de conserve stérilisés, en laissant environ 1/2 pouce d'espace libre. Si vous avez préparé un sirop simple, versez-le sur les nectarines en conservant l'espace libre de 1/2 pouce.

Étape 6 : Essuyez les bords des bocaux et appliquez les couvercles

Temps de préparation : 5 minutes

Essuyez les bords des bocaux avec un chiffon propre et humide pour éliminer tout résidu. À l'aide d'un lève-couvercle magnétique ou d'une baguette à couvercle, placez les couvercles stérilisés sur les bocaux. Vissez les bandes jusqu'à ce qu'elles soient serrées du bout des doigts.

Étape 7 : Traitement dans la marmite au bain-marie

Temps de cuisson : 20 minutes

Placez les bocaux remplis dans la marmite du bain-marie, en vous assurant qu'ils sont complètement immergés dans l'eau. Portez l'eau à ébullition et mélangez les bocaux pendant 20 minutes. Ajustez le temps de traitement en fonction de votre altitude.

Étape 8 : Refroidir et vérifier les

jointsTemps de refroidissement : 30

minutes Après le traitement, éteignez

le feu et laissez les bocaux reposer

dans l'eau pendant quelques minutes.

À l'aide d'un lève-bocal, retirez

soigneusement les bocaux de la

marmite et placez-les sur une serviette

propre ou une grille de

refroidissement. Laissez les pots

refroidir complètement.

Vérifiez les joints en appuyant sur le centre de chaque couvercle. Si le couvercle ne fléchit pas ou ne fait pas de bruit sec, le pot est scellé.

Étape 9 : Étiqueter et conserver

Temps de préparation : 5 minutes

Étiquetez chaque pot avec le contenu et la date de mise en conserve. Conservez les bocaux scellés dans un endroit frais, sombre et sec. Les nectarines correctement en conserve peuvent durer jusqu'à un an, constituant un ajout sucré aux desserts, au yaourt ou comme collation autonome.

Étape 10 : Profitez de vos nectarines en conserve

Affinage : Prêt à déguster

Une fois que les nectarines en conserve ont refroidi et que les saveurs se sont mélangées, dégustez-les comme ajout juteux et pratique à divers plats ou comme gâterie rafraîchissante.

LES PÊCHES

Étape 1 : Rassemblez votre équipement et vos ingrédients

Temps de préparation : 15 minutes

Avant de commencer le processus de mise en conserve au bain-marie, rassemblez tout l'équipement et les ingrédients nécessaires.

Équipement:

1. Marmite à bain-marie avec support

2. Bocaux de conserve avec couvercles et bandes

3. Lève-bocal

4. Lève-couvercle magnétique ou baguette de couvercle

5. Entonnoir

6. Grand pot pour blanchir

7. Cuillère à fentes

8. Des serviettes propres ou des essuie-tout

9. Couteau à éplucher

Ingrédients:

1. Pêches fraîches

2. Jus de citron (pour l'acidification)

3. Sirop simple (facultatif, à base d'eau et de sucre)

4. Conservateur de fruits ou acide citrique (facultatif)

Étape 2 : Préparez vos pêches

Temps de préparation : 20 minutes

Lavez les pêches et coupez un petit « X » au fond de chaque pêche avec un couteau d'office. Plongez les pêches dans l'eau bouillante pendant 30 secondes à 1 minute, puis transférez-les dans un bain d'eau glacée pour qu'elles refroidissent rapidement. Retirez la peau et coupez les pêches en moitiés ou en quartiers, en retirant les noyaux.

Étape 3 : acidifier les pêches

Temps de préparation : 5 minutes

Pour éviter qu'elles ne brunissent, placez les tranches de pêche dans un bol d'eau additionnée de jus de citron ou utilisez un conservateur de fruits contenant de l'acide ascorbique. Cette étape est cruciale pour conserver la couleur éclatante des pêches.

Étape 4 : Préparez un sirop simple (facultatif)

Temps de préparation : 10 minutes

Temps de cuisson : 5 minutes

Si vous le souhaitez, préparez un sirop simple en dissolvant le sucre dans l'eau à feu moyen. Cette étape rehausse la douceur des pêches. Laissez le sirop refroidir avant de l'utiliser dans le processus de mise en conserve.

Étape 5 : Emballez les pots

Temps de préparation : 10 minutes

À l'aide d'un entonnoir propre, emballez les tranches de pêche pelées et acidifiées dans des bocaux de conserve stérilisés, en laissant environ 1/2 pouce d'espace libre. Si vous avez préparé du sirop simple, versez-le sur les pêches en conservant l'espace libre de 1/2 pouce.

Étape 6 : Essuyez les bords des bocaux et appliquez les couvercles

Temps de préparation : 5 minutes

Essuyez les bords des bocaux avec un chiffon propre et humide pour éliminer tout résidu. À l'aide d'un lève-couvercle magnétique ou d'une baguette à couvercle, placez les couvercles stérilisés sur les bocaux. Vissez les bandes jusqu'à ce qu'elles soient serrées du bout des doigts.

Étape 7 : Traitement dans la marmite au bain-marie

Temps de cuisson : 20 minutes

Placez les bocaux remplis dans la marmite du bain-marie, en vous assurant qu'ils sont complètement immergés dans l'eau. Portez l'eau à ébullition et mélangez les bocaux pendant 20 minutes. Ajustez le temps de traitement en fonction de votre altitude.

Étape 8 : Refroidir et vérifier les joints

Temps de refroidissement : 30 minutes

Après le traitement, éteignez le feu et laissez les bocaux reposer dans l'eau pendant quelques minutes. À l'aide d'un lève-bocal, retirez soigneusement les bocaux de la marmite et placez-les sur une serviette propre ou une grille de refroidissement. Laissez les pots refroidir complètement.

Vérifiez les joints en appuyant sur le centre de chaque couvercle. Si le couvercle ne fléchit pas ou ne fait pas de bruit sec, le pot est scellé.

Étape 9 : Étiqueter et conserver

Temps de préparation : 5 minutes

Étiquetez chaque pot avec le contenu et la date de mise en conserve. Conservez les bocaux scellés dans un endroit frais, sombre et sec. Les pêches correctement en conserve peuvent durer jusqu'à un an, offrant un ajout sucré aux desserts, aux petits-déjeuners ou comme collation autonome.

Étape 10 : Profitez de vos pêches en conserve

Affinage : Prêt à déguster

Une fois les pêches en conserve refroidies et leurs saveurs fusionnées, dégustez-les comme ajout juteux et pratique à divers plats ou comme collation rafraîchissante et saine.

CHAPITRE 6

CONSERVATION AU BAIN-MARIE : Viande

VENAISON

Étape 1 : Rassemblez votre équipement et vos ingrédients

Temps de préparation : 15 minutes

Avant de commencer le processus de mise en conserve au bain-marie, rassemblez tout l'équipement et les ingrédients nécessaires.

Équipement:

1. Marmite à pression (indispensable pour la mise en conserve de viandes peu acides)

2. Bocaux de conserve avec couvercles et bandes

3. Lève-bocal

4. Lève-couvercle magnétique ou baguette de couvercle

5. Entonnoir

6. Serviettes propres ou essuie-tout 7. Couteau bien
aiguisé et planche à découper

Ingrédients:

1. Viande de chevreuil fraîche (coupée en morceaux de 1
   pouce)

2. Sel (pour l'assaisonnement, facultatif)

3. Bouillon de bœuf ou de légumes (facultatif, pour plus
   de saveur)

Étape 2 : Préparez votre chevreuil

Temps de préparation : 30 minutes

Enlevez l'excès de gras du chevreuil et coupez-le en
cubes uniformes de 1 pouce. Assaisonnez la viande avec
du sel si vous le souhaitez. Cette étape est cruciale pour
assurer une cuisson uniforme pendant le processus de
mise en conserve.

Étape 3 : Emballez les pots

Temps de préparation : 15 minutes

À l'aide d'un entonnoir propre, emballez le chevreuil en cubes dans des bocaux de conserve stérilisés, en laissant environ 1 pouce d'espace libre. Si vous le souhaitez, versez du bouillon de bœuf ou de légumes sur la viande, en conservant l'espace libre de 1 pouce.

Étape 4 : Essuyez les bords des bocaux et appliquez les couvercles

Temps de préparation : 5 minutes

Essuyez les bords des bocaux avec un chiffon propre et humide pour éliminer tout résidu. À l'aide d'un lève-couvercle magnétique ou d'une baguette à couvercle, placez les couvercles stérilisés sur les bocaux. Vissez les bandes jusqu'à ce qu'elles soient serrées du bout des doigts.

Étape 5 : Processus dans la marmite à pression

Temps de cuisson : 90-120 minutes

Contrairement aux fruits et aux légumes très acides, la viande nécessite une marmite à pression pour être conservée en toute sécurité. Placez les bocaux remplis dans la marmite à pression, en vous assurant qu'ils sont complètement immergés dans l'eau. Suivez les instructions du fabricant pour votre autocuiseur

spécifique et traitez les bocaux pendant 90 à 120 minutes
à la pression appropriée à votre altitude.

Étape 6 : Refroidir et vérifier les joints

Temps de refroidissement : 30 minutes

Après le traitement, éteignez le feu et laissez la marmite
à pression se dépressuriser. À l'aide d'un lève-bocal,
retirez délicatement les bocaux et placez-les sur une
serviette propre ou une grille de refroidissement. Laissez
les pots refroidir complètement. Vérifiez les joints en
appuyant sur le centre de chaque couvercle. Si le
couvercle ne fléchit pas ou ne fait pas de bruit sec, le pot
est scellé.

Étape 7 : étiqueter et

conserverTemps de

préparation : 5 minutes

Étiquetez chaque pot avec le

contenu et la date de mise en

conserve.

Conservez les bocaux scellés dans un endroit frais,
sombre et sec. La venaison correctement en conserve

peut durer longtemps, fournissant une source de protéines pratique et savoureuse pour diverses recettes.

Étape 8 : Profitez de votre chevreuil en conserve

Affinage : Prêt à déguster

Une fois que la venaison en conserve a refroidi et que les saveurs se sont mélangées, dégustez-la dans des ragoûts, des soupes ou comme source rapide de protéines pour les repas. Le chevreuil en conserve peut être un ajout polyvalent et pratique à votre répertoire culinaire.

BŒUF

Étape 1 : Rassemblez votre équipement et vos ingrédients

Temps de préparation : 15 minutes

Avant de commencer le processus de mise en conserve sous pression, rassemblez tout l'équipement et les ingrédients nécessaires.

Équipement:

1. Marmite à pression

2. Bocaux de conserve avec couvercles et bandes

3. Lève-bocal

4. Lève-couvercle magnétique ou baguette de couvercle

5. Entonnoir

6. Serviettes propres ou essuie-tout 7. Couteau bien
   aiguisé et planche à découper

Ingrédients:

1. Bœuf frais (coupé en morceaux de 1 pouce)

2. Sel (pour l'assaisonnement, facultatif)

3. Bouillon de bœuf (facultatif, pour plus de saveur)

Étape 2 : Préparez votre bœuf

Temps de préparation : 30 minutes

Retirez l'excès de gras du bœuf et coupez-le en cubes uniformes de 1 pouce. Assaisonnez la viande avec du sel si vous le souhaitez. Cette étape est cruciale pour assurer une cuisson uniforme pendant le processus de mise en conserve.

Étape 3 : Emballez les pots

Temps de préparation : 15 minutes

À l'aide d'un entonnoir propre, emballez le bœuf en cubes dans des bocaux de conserve stérilisés, en laissant environ 1 pouce d'espace libre. Si vous le souhaitez, versez du bouillon de bœuf sur la viande, en conservant l'espace libre de 1 pouce.

Étape 4 : Essuyez les bords des bocaux et appliquez les couvercles

Temps de préparation : 5 minutes

Essuyez les bords des bocaux avec un chiffon propre et humide pour éliminer tout résidu. À l'aide d'un lève-couvercle magnétique ou d'une baguette à couvercle, placez les couvercles stérilisés sur les bocaux. Vissez les bandes jusqu'à ce qu'elles soient serrées du bout des doigts.

Étape 5 : Processus dans la marmite à pression

Temps de cuisson : 75 à 90 minutes

La viande étant un aliment peu acide, elle nécessite une marmite à pression pour une conservation en toute sécurité. Placez les bocaux remplis dans la marmite à pression, en vous assurant qu'ils sont complètement immergés dans l'eau. Suivez les instructions du fabricant pour votre autocuiseur spécifique et traitez les bocaux pendant 75 à 90 minutes à la pression appropriée à votre altitude.

Étape 6 : Refroidir et vérifier les joints

Temps de refroidissement : 30 minutes

Après le traitement, éteignez le feu et laissez la marmite à pression se dépressuriser. À l'aide d'un lève-bocal, retirez délicatement les bocaux et placez-les sur une serviette propre ou une grille de refroidissement. Laissez les pots refroidir complètement. Vérifiez les joints en appuyant sur le centre de chaque couvercle. Si le couvercle ne fléchit pas ou ne fait pas de bruit sec, le pot est scellé.

Étape 7 : étiqueter et conserver

Temps de préparation : 5 minutes

Étiquetez chaque pot avec le contenu et la date de mise en conserve. Conservez les bocaux scellés dans un endroit frais, sombre et sec. Le bœuf en conserve correctement peut durer longtemps, fournissant un ingrédient pratique et riche en protéines pour diverses recettes.

Étape 8 : Dégustez votre bœuf en conserve

conserveAffinage : Prêt à déguster

Une fois que le bœuf en conserve a refroidi et que les saveurs se sont mélangées, dégustez-le dans des ragoûts, des soupes, des ragoûts ou comme source rapide de protéines pour les repas. Le bœuf en conserve ajoute de la commodité à votre cuisine et vous garantit d'avoir une source de protéines facilement disponible à portée de main.

POULET

Étape 1 : Rassemblez votre équipement et vos ingrédients

Temps de préparation : 15 minutes

Avant de commencer le processus de mise en conserve sous pression, rassemblez tout l'équipement et les ingrédients nécessaires.

Équipement:

1. Marmite à pression

2. Bocaux de conserve avec couvercles et bandes

3. Lève-bocal

4. Lève-couvercle magnétique ou baguette de couvercle

5. Entonnoir

6. Serviettes propres ou essuie-tout 7. Couteau bien

   aiguisé et planche à découper

Ingrédients:

1. Poulet frais (coupé en morceaux désirés)

2. Sel (pour l'assaisonnement, facultatif)

3. Bouillon de poulet (facultatif, pour plus de saveur)

Étape 2 : Préparez votre poulet

Temps de préparation : 30 minutes

Retirez l'excès de gras du poulet et coupez-le en morceaux faciles à gérer. Assaisonnez la viande avec du sel si vous le souhaitez. Cette étape est cruciale pour assurer une cuisson uniforme pendant le processus de mise en conserve.

Étape 3 : Emballez les pots

Temps de préparation : 15 minutes

À l'aide d'un entonnoir propre, emballez le poulet dans des bocaux de conserve stérilisés, en laissant environ 1 pouce d'espace libre. Si vous le souhaitez, versez du bouillon de poulet sur la viande, en conservant l'espace libre de 1 pouce.

Étape 4 : Essuyez les bords des bocaux et appliquez les couvercles

Temps de préparation : 5 minutes

Essuyez les bords des bocaux avec un chiffon propre et humide pour éliminer tout résidu. À l'aide d'un lève-couvercle magnétique ou d'une baguette à couvercle, placez les couvercles stérilisés sur les bocaux. Vissez les bandes jusqu'à ce qu'elles soient serrées du bout des doigts.

Étape 5 : Processus dans la marmite à pression

Temps de cuisson : 75 à 90 minutes

La viande étant un aliment peu acide, elle nécessite une marmite à pression pour une conservation en toute sécurité. Placez les bocaux remplis dans la marmite à pression, en vous assurant qu'ils sont complètement immergés dans l'eau. Suivez les instructions du fabricant pour votre autocuiseur spécifique et traitez les bocaux pendant 75 à 90 minutes à la pression appropriée à votre altitude.

Étape 6 : Refroidir et vérifier les joints

Temps de refroidissement : 30 minutes

Après le traitement, éteignez le feu et laissez la marmite à pression se dépressuriser. À l'aide d'un lève-bocal, retirez délicatement les bocaux et placez-les sur une serviette propre ou une grille de refroidissement. Laissez les pots refroidir complètement. Vérifiez les joints en appuyant sur le centre de chaque couvercle. Si le couvercle ne fléchit pas ou ne fait pas de bruit sec, le pot est scellé.

Étape 7 : étiqueter et conserver

Temps de préparation : 5 minutes

Étiquetez chaque pot avec le contenu et la date de mise en conserve.
Conservez les bocaux scellés dans un endroit frais, sombre et sec. Le poulet correctement en conserve peut durer longtemps, fournissant un ingrédient pratique et riche en protéines pour diverses recettes.

Étape 8 : Profitez de votre poulet en conserve

Affinage : Prêt à déguster

Une fois que le poulet en conserve a refroidi et que les saveurs se sont mélangées, dégustez-le dans des soupes, des ragoûts, des ragoûts, des sandwichs ou comme source rapide de protéines pour les repas. Le poulet en conserve ajoute de la commodité à votre cuisine et vous garantit d'avoir une source de protéines facilement disponible à portée de main.

CHAPITRE 7

CONSERVATION AU BAIN-MARIE :
Sauces, confitures et gelées

CHILI SAUCE

Étape 1 : Rassemblez votre équipement et vos ingrédients

Temps de préparation : 15 minutes

Avant de commencer le processus de mise en conserve au bain-marie, rassemblez tout l'équipement et les ingrédients nécessaires.

Équipement:

1. Marmite à bain-marie avec support

2. Bocaux de conserve avec couvercles et bandes

3. Lève-bocal

4. Lève-couvercle magnétique ou baguette de couvercle

5. Entonnoir

6. Des serviettes propres ou des essuie-tout

7. Grande casserole

8. Cuillère en bois

9. Planche à découper et couteau

Ingrédients:

1. 10 tasses de tomates pelées, évidées et hachées

2. 5 tasses d'oignons, finement hachés

3. 2 tasses de poivrons verts, finement hachés

4. 2 tasses de poivrons rouges, finement hachés

5. 4 gousses d'ail, émincées

6. 1-2 piments forts (ajuster selon les préférences d'épices), finement hachés

7. 2 1/2 tasses de vinaigre blanc

8. 1 1/2 tasse de sucre cristallisé

9. 1 cuillère à soupe de sel pour décapage

10. 1 cuillère à soupe de graines de moutarde

11. 1 cuillère à soupe de graines de céleri

12. 1 cuillère à soupe de gingembre moulu

13. 1 cuillère à café de cannelle moulue

Étape 2 : Préparer le mélange de sauce chili

Temps de préparation : 20 minutes

Temps de cuisson : 1 heure

Dans une grande casserole, mélanger les tomates, les oignons, les poivrons verts, les poivrons rouges, l'ail, les piments forts, le vinaigre, le sucre, le sel mariné, les graines de moutarde, les graines de céleri, le gingembre moulu et la cannelle moulue. Porter le mélange à ébullition à feu moyen-vif, puis réduire le feu et laisser mijoter à découvert pendant environ 1 heure ou jusqu'à ce que la sauce atteigne l'épaisseur désirée.

Étape 3 : Stériliser les bocaux et les couvercles

Temps de préparation : 15 minutes

Pendant que la sauce chili mijote, stérilisez les bocaux de conserve en les plaçant dans la marmite au bain-marie, en les recouvrant d'eau et en les portant à ébullition. Laisser mijoter les bocaux pendant 10 minutes. Placez les couvercles dans une petite casserole séparée et laissez-les mijoter (sans les faire bouillir) pour ramollir le composé d'étanchéité.

Étape 4 : Remplissez et scellez les pots

Temps de préparation : 15 minutes

À l'aide d'un lève-bocal et d'un entonnoir, remplissez soigneusement les bocaux stérilisés avec la sauce chili piquante, en laissant environ 1/2 pouce d'espace libre. Essuyez les bords du pot avec un chiffon propre et humide pour assurer une fermeture propre. À l'aide d'un lève-couvercle magnétique ou d'une baguette à couvercle, placez les couvercles stérilisés sur les bocaux. Vissez les bandes jusqu'à ce qu'elles soient serrées du bout des doigts.

Étape 5 : Traitement dans la marmite au bain-marie

Temps de cuisson : 15 minutes

Placez les bocaux remplis dans la marmite du bain-marie, en vous assurant qu'ils sont complètement immergés dans l'eau. Portez l'eau à ébullition et mélangez les bocaux pendant 15 minutes. Ajustez le temps de traitement en fonction de votre altitude.

Étape 6 : Refroidir et vérifier les joints

Temps de refroidissement : 30 minutes

Après le traitement, éteignez le feu et laissez les bocaux reposer dans l'eau pendant quelques minutes. À l'aide d'un lève-bocal, retirez soigneusement les bocaux de la marmite et placez-les sur une serviette propre ou une grille de refroidissement. Laissez les pots refroidir complètement. Vérifiez les joints en appuyant sur le centre de chaque couvercle. Si le couvercle ne fléchit pas ou ne fait pas de bruit sec, le pot est scellé.

Étape 7 : étiqueter et

conserverTemps de

préparation : 5 minutes

Étiquetez chaque pot avec le

contenu et la date de mise en

conserve. Conservez les

bocaux scellés dans un

endroit frais, sombre et sec.

La sauce chili correctement

en conserve peut durer

jusqu'à un an, offrant un ajout

piquant à divers plats.

Étape 8 : Savourez votre sauce chili maison

Affinage : Prêt à déguster

Une fois que la sauce chili en conserve a refroidi et que les saveurs se sont mélangées, dégustez-la comme condiment pour les hamburgers, les hot-dogs ou comme ingrédient polyvalent dans les recettes. Votre sauce chili maison ajoute une touche savoureuse à vos créations culinaires.

SALSA

Étape 1 : Rassemblez votre équipement et vos ingrédients

Temps de préparation : 15 minutes

Avant de commencer le processus de mise en conserve au bain-marie, rassemblez tout l'équipement et les ingrédients nécessaires.

Équipement:

1. Marmite à bain-marie avec support

2. Bocaux de conserve avec couvercles et bandes

3. Lève-bocal

4. Lève-couvercle magnétique ou baguette de couvercle

5. Entonnoir

6. Des serviettes propres ou des essuie-tout

7. Grande casserole

8. Cuillère en bois 9. Planche à découper et couteau

Ingrédients:

1. 10 tasses de tomates pelées, évidées et hachées

2. 5 tasses d'oignons, finement hachés

3. 2 tasses de poivrons verts, finement hachés

4. 2 tasses de poivrons rouges, finement hachés

5. 4 gousses d'ail, émincées

6. 1-2 piments forts (ajuster selon les préférences d'épices), finement hachés

7. 1/2 tasse de coriandre fraîche, hachée

8. 1 1/4 tasse de vinaigre blanc

9. 1 cuillère à soupe de sel pour décapage

10. 1 cuillère à café de cumin moulu

11. 1/2 cuillère à café de poivre de Cayenne (ajuster au
    goût)

Étape 2 : Préparez le mélange de salsa

Temps de préparation : 20 minutes

Temps de cuisson : 30 minutes

Dans une grande casserole, mélanger les tomates, les
oignons, les poivrons verts doux, les poivrons rouges
doux, l'ail, les piments forts, la coriandre, le vinaigre, le
sel mariné, le cumin moulu et le poivre de Cayenne.
Porter le mélange à ébullition à feu moyen-vif, puis
réduire le feu et laisser mijoter à découvert pendant
environ 30 minutes ou jusqu'à ce que la salsa atteigne
l'épaisseur désirée.

Étape 3 : Stériliser les bocaux et les couvercles

Temps de préparation : 15 minutes

Pendant que la salsa mijote, stérilisez les bocaux en les
plaçant dans la marmite au bain-marie, en les recouvrant
d'eau et en les portant à ébullition. Laisser mijoter les
bocaux pendant 10 minutes. Placez les couvercles dans
une petite casserole séparée et laissez-les mijoter (sans
les faire bouillir) pour ramollir le composé d'étanchéité.

Étape 4 : Remplissez et scellez les pots

Temps de préparation : 15 minutes

À l'aide d'un lève-bocal et d'un entonnoir, remplissez soigneusement les bocaux stérilisés avec la salsa chaude, en laissant environ 1/2 pouce d'espace libre. Essuyez les bords du pot avec un chiffon propre et humide pour assurer une fermeture propre. À l'aide d'un lève-couvercle magnétique ou d'une baguette à couvercle, placez les couvercles stérilisés sur les bocaux. Vissez les bandes jusqu'à ce qu'elles soient serrées du bout des doigts.

Étape 5 : Traitement dans la marmite au bain-marie

Temps de cuisson : 15 minutes

Placez les bocaux remplis dans la marmite du bain-marie, en vous assurant qu'ils sont complètement immergés dans l'eau. Portez l'eau à ébullition et mélangez les bocaux pendant 15 minutes. Ajustez le temps de traitement en fonction de votre altitude.

Étape 6 : Refroidir et vérifier les joints

Temps de refroidissement : 30 minutes

Après le traitement, éteignez le feu et laissez les bocaux reposer dans l'eau pendant quelques minutes. À l'aide d'un lève-bocal, retirez soigneusement les bocaux de la marmite et placez-les sur une serviette propre ou une grille de refroidissement. Laissez les pots refroidir complètement. Vérifiez les joints en appuyant sur le centre de chaque couvercle. Si le couvercle ne fléchit pas ou ne fait pas de bruit sec, le pot est scellé.

Étape 7 : étiqueter et conserver

Temps de préparation : 5 minutes

Étiquetez chaque pot avec le contenu et la date de mise en conserve.
Conservez les bocaux scellés dans un endroit frais, sombre et sec. La salsa correctement en conserve peut durer jusqu'à un an, offrant un ajout piquant à divers plats.

Étape 8 : Dégustez votre salsa maison

Affinage : Prêt à déguster

Une fois que la salsa en conserve a refroidi et que les saveurs se sont mélangées, dégustez-la comme trempette, comme garniture pour les tacos ou comme ingrédient polyvalent dans les recettes. Votre salsa maison ajoute une touche de fraîcheur et de piquant à vos créations culinaires.

BARBECUE SAUCE

Étape 1 : Rassemblez votre équipement et vos ingrédients

Temps de préparation : 15 minutes

Avant de commencer le processus de mise en conserve au bain-marie, rassemblez tout l'équipement et les ingrédients nécessaires.

Équipement:

1. Marmite à bain-marie avec support

2. Bocaux de conserve avec couvercles et bandes

3. Lève-bocal

4. Lève-couvercle magnétique ou baguette de couvercle

5. Entonnoir

6. Des serviettes propres ou des essuie-tout

7. Grande casserole

8. Cuillère en bois

9. Planche à découper et couteau

Ingrédients:

1. 6 tasses de sauce tomate ou de purée

2. 1 1/2 tasse de vinaigre de cidre de pomme

3. 1 tasse de cassonade

4. 1 tasse de sucre blanc

5. 1 tasse d'oignons finement hachés

6. 1/2 tasse de sauce Worcestershire

7. 1/4 tasse de moutarde jaune

8. 3 cuillères à soupe de mélasse

9. 2 cuillères à café de paprika fumé

10. 1 cuillère à café de poudre d'ail

11. 1 cuillère à café de poudre d'oignon

12. 1 cuillère à café de poivre noir moulu

13. 1/2 cuillère à café de poivre de Cayenne (ajuster au goût)

14. 1/2 cuillère à café de fumée liquide (facultatif)

Étape 2 : Préparez le mélange de sauce barbecue

Temps de préparation : 20 minutes

Temps de cuisson : 45 minutes

Dans une grande casserole, mélanger la sauce ou la purée de tomates, le vinaigre de cidre de pomme, la cassonade, la cassonade blanche, les oignons hachés, la sauce Worcestershire, la moutarde jaune, la mélasse, le paprika fumé, la poudre d'ail, la poudre d'oignon, le poivre noir, le poivre de Cayenne et la fumée liquide. (si vous l'utilisez). Porter le mélange à ébullition à feu moyen-vif, puis réduire le feu et laisser mijoter à découvert pendant environ 45 minutes ou jusqu'à ce que la sauce barbecue atteigne l'épaisseur désirée.

Étape 3 : Stériliser les bocaux et les couvercles

Temps de préparation : 15 minutes

Pendant que la sauce barbecue mijote, stérilisez les bocaux de conserve en les plaçant dans la marmite au bain-marie, en les recouvrant d'eau et en portant à ébullition.

Laisser mijoter les bocaux pendant 10 minutes. Placez les couvercles dans une petite casserole séparée et laissez-les mijoter (sans les faire bouillir) pour ramollir le composé d'étanchéité.

Étape 4 : Remplissez et scellez les pots

Temps de préparation : 15 minutes

À l'aide d'un lève-bocal et d'un entonnoir, remplissez soigneusement les bocaux stérilisés avec la sauce barbecue chaude, en laissant environ 1/2 pouce d'espace libre. Essuyez les bords du pot avec un chiffon propre et humide pour assurer une fermeture propre. À l'aide d'un lève-couvercle magnétique ou d'une baguette à couvercle, placez les couvercles stérilisés sur les bocaux. Vissez les bandes jusqu'à ce qu'elles soient serrées du bout des doigts.

Étape 5 : Traitement dans la marmite au bain-marie

Temps de cuisson : 15 minutes

Placez les bocaux remplis dans la marmite du bain-marie, en vous assurant qu'ils sont complètement immergés dans l'eau. Portez l'eau à ébullition et mélangez les bocaux pendant 15 minutes. Ajustez le temps de traitement en fonction de votre altitude.

Étape 6 : Refroidir et vérifier les joints

Temps de refroidissement : 30 minutes

Après le traitement, éteignez le feu et laissez les bocaux reposer dans l'eau pendant quelques minutes. À l'aide d'un lève-bocal, retirez soigneusement les bocaux de la marmite et placez-les sur une serviette propre ou une grille de refroidissement. Laissez les pots refroidir complètement. Vérifiez les joints en appuyant sur le centre de chaque couvercle. Si le couvercle ne fléchit pas ou ne fait pas de bruit sec, le pot est scellé.

Étape 7 : étiqueter et conserver

Temps de préparation : 5 minutes

Étiquetez chaque pot avec le contenu et la date de mise en conserve.
Conservez les bocaux scellés dans un endroit frais, sombre et sec. La sauce barbecue correctement en conserve peut durer jusqu'à un an, offrant un ajout savoureux à vos délices grillés.

Étape 8 : Dégustez votre sauce barbecue maison

Temps de maturation : Prêt à l'emploi

Une fois que la sauce barbecue en conserve a refroidi et que les saveurs se sont mélangées, dégustez-la comme marinade, sauce à badigeonner ou condiment pour vos plats de barbecue préférés. Votre sauce barbecue maison ajoute une touche de saveur à vos créations culinaires.

CONFITURE D'ABRICOT

Étape 1 : Rassemblez votre équipement et vos ingrédients

Temps de préparation : 15 minutes

Avant de commencer le processus de mise en conserve au bain-marie, rassemblez tout l'équipement et les ingrédients nécessaires.

Équipement:

1. Marmite à bain-marie avec support

2. Bocaux de conserve avec couvercles et bandes

3. Lève-bocal

4. Lève-couvercle magnétique ou baguette de couvercle

5. Entonnoir

6. Des serviettes propres ou des essuie-tout

7. Grande casserole

8. Cuillère en bois

9. Presse-purée ou mixeur plongeant

10. Planche à découper et couteau

Ingrédients:

1. 4 tasses d'abricots dénoyautés et hachés

2. 1/4 tasse de jus de citron

3. 1 paquet (1,75 oz) de pectine de fruits

4. 6 tasses de sucre cristallisé

Étape 2 : Préparez les abricots

Temps de préparation : 20 minutes

Lavez, dénoyautez et hachez les abricots. Mesurez 4 tasses d'abricots hachés et placez-les dans une grande casserole.

Étape 3 : Ajouter le jus de citron et la pectine

Temps de préparation : 5 minutes

Ajoutez le jus de citron aux abricots hachés dans la casserole. Incorporer la pectine de fruits jusqu'à ce que le tout soit bien mélangé. Le jus de citron rehausse l'acidité naturelle des abricots et aide la confiture à prendre.

Étape 4 : Porter à ébullition et ajouter le sucre

Temps de cuisson : 15 minutes

À feu moyen-vif, porter à ébullition le mélange d'abricots en remuant fréquemment. Une fois à ébullition, ajoutez le sucre semoule d'un seul coup en remuant continuellement pour dissoudre le sucre. Ramenez le mélange à ébullition rapide et laissez bouillir pendant 1 à 2 minutes.

Étape 5 : Test du point de réglage

Temps de cuisson : 5 minutes

Pour tester le point de prise, placez une petite quantité de confiture sur une assiette froide et laissez reposer une minute. Passez votre doigt dans la confiture, et si elle se froisse et conserve sa forme, elle a atteint le point de prise. Sinon, continuez à bouillir pendant encore une minute et testez à nouveau.

Étape 6 : Retirer du feu et écumer la mousse

Temps de préparation : 5 minutes

Une fois que la confiture a atteint le point de prise souhaité, retirez la casserole du feu. Écumez la mousse qui s'est formée à la surface de la confiture à l'aide d'une cuillère.

Étape 7 : Remplissez et scellez les pots

Temps de préparation : 15 minutes

Pendant que la confiture est encore chaude, à l'aide d'un lève-bocal et d'un entonnoir, remplissez soigneusement les pots stérilisés avec la confiture d'abricots, en laissant environ 1/4 de pouce d'espace libre. Essuyez les bords du pot avec un chiffon propre et humide pour assurer une fermeture propre. À l'aide d'un lève-couvercle magnétique ou d'une baguette à couvercle, placez les couvercles stérilisés sur les bocaux. Vissez les bandes jusqu'à ce qu'elles soient serrées du bout des doigts.

Étape 8 : Traitement dans la marmite au bain-marie

Temps de cuisson : 10 minutes

Placez les bocaux remplis dans la marmite du bain-marie, en vous assurant qu'ils sont complètement immergés dans l'eau. Portez l'eau à ébullition et mélangez les bocaux pendant 10 minutes. Ajustez le temps de traitement en fonction de votre altitude.

Étape 9 : Refroidir et vérifier les joints

Temps de refroidissement : 30 minutes

Après le traitement, éteignez le feu et laissez les bocaux reposer dans l'eau pendant quelques minutes. À l'aide d'un lève-bocal, retirez soigneusement les bocaux de la marmite et placez-les sur une serviette propre ou une grille de refroidissement. Laissez les pots refroidir complètement. Vérifiez les joints en appuyant sur le centre de chaque couvercle. Si le couvercle ne fléchit pas ou ne fait pas de bruit sec, le pot est scellé.### Étape 10 : Étiqueter et conserver

Temps de préparation : 5 minutes

Étiquetez chaque pot avec le contenu et la date de mise en conserve. Conservez les bocaux scellés dans un endroit frais, sombre et sec. La confiture d'abricots correctement en conserve peut durer jusqu'à un an, offrant un ajout sucré à vos petits-déjeuners et desserts.

Étape 11 : Dégustez votre confiture d'abricots maison

Affinage : Prêt à déguster

Une fois la confiture d'abricots en conserve refroidie et les saveurs fusionnées, dégustez-la sur du pain grillé, dans du yaourt ou comme ajout savoureux à diverses recettes. Votre confiture d'abricots maison capture l'essence de l'été pour un plaisir toute l'année.

CONFITURE DE PÊCHES

Étape 1 : Rassemblez votre équipement et vos ingrédients

Temps de préparation : 15 minutes

Avant de commencer le processus de mise en conserve au bain-marie, rassemblez tout l'équipement et les ingrédients nécessaires.

Équipement:

1. Marmite à bain-marie avec support

2. Bocaux de conserve avec couvercles et bandes

3. Lève-bocal

4. Lève-couvercle magnétique ou baguette de couvercle

5. Entonnoir

6. Des serviettes propres ou des essuie-tout

7. Grande casserole

8. Cuillère en bois

9. Presse-purée ou mixeur plongeant

10. Planche à découper et couteau

Ingrédients:

1. 4 tasses de pêches pelées, dénoyautées et hachées

2. 2 cuillères à soupe de jus de citron

3. 1 paquet (1,75 oz) de pectine de fruits

4. 5 tasses de sucre cristallisé

Étape 2 : Préparez les pêches

Temps de préparation : 20 minutes

Épluchez, dénoyautez et hachez les pêches. Mesurez 4 tasses de pêches hachées et placez-les dans une grande casserole.

Étape 3 : Ajouter le jus de citron et la pectine

Temps de préparation : 5 minutes

Ajoutez le jus de citron aux pêches hachées dans la casserole. Incorporer la pectine de fruits jusqu'à ce que le tout soit bien mélangé. Le jus de citron rehausse l'acidité naturelle des pêches et aide la confiture à prendre.

Étape 4 : Porter à ébullition et ajouter le sucre

Temps de cuisson : 15 minutes

À feu moyen-vif, porter à ébullition le mélange de pêches en remuant fréquemment. Une fois à ébullition, ajoutez le sucre semoule d'un seul coup en remuant continuellement pour dissoudre le sucre. Ramenez le mélange à ébullition rapide et laissez bouillir pendant 1 à 2 minutes.

Étape 5 : Test du point de réglage

Temps de cuisson : 5 minutes

Pour tester le point de prise, placez une petite quantité de confiture sur une assiette froide et laissez reposer une minute. Passez votre doigt dans la confiture, et si elle se froisse et conserve sa forme, elle a atteint le point de prise. Sinon, continuez à bouillir pendant encore une minute et testez à nouveau.

Étape 6 : Retirer du feu et écumer la mousse

Temps de préparation : 5 minutes

Une fois que la confiture a atteint le point de prise souhaité, retirez la casserole du feu. Écumez la mousse qui s'est formée à la surface de la confiture à l'aide d'une cuillère.

Étape 7 : Remplissez et scellez les pots

Temps de préparation : 15 minutes

Pendant que la confiture est encore chaude, à l'aide d'un lève-bocal et d'un entonnoir, remplissez soigneusement les pots stérilisés avec la confiture de pêches, en laissant environ 1/4 de pouce d'espace libre. Essuyez les bords du pot avec un chiffon propre et humide pour assurer une fermeture propre. À l'aide d'un lève-couvercle magnétique ou d'une baguette à couvercle, placez les couvercles stérilisés sur les bocaux. Vissez les bandes jusqu'à ce qu'elles soient serrées du bout des doigts.

Étape 8 : Traitement dans la marmite au bain-marie

Temps de cuisson : 10 minutes

Placez les bocaux remplis dans la marmite du bain-marie, en vous assurant qu'ils sont complètement immergés dans l'eau. Portez l'eau à ébullition et mélangez les bocaux pendant 10 minutes. Ajustez le temps de traitement en fonction de votre altitude.

Étape 9 : Refroidir et vérifier les joints

Temps de refroidissement : 30 minutes

Après le traitement, éteignez le feu et laissez les bocaux reposer dans l'eau pendant quelques minutes. À l'aide d'un lève-bocal, retirez soigneusement les bocaux de la marmite et placez-les sur une serviette propre ou une grille de refroidissement. Laissez les pots refroidir complètement. Vérifiez les joints en appuyant sur le centre de chaque couvercle. Si le couvercle ne fléchit pas ou ne fait pas de bruit sec, le pot est scellé.

Étape 10 : Étiqueter et conserver

Temps de préparation : 5 minutes

Étiquetez chaque pot avec le contenu et la date de mise en conserve. Conservez les bocaux scellés dans un endroit frais, sombre et sec. La confiture de pêches correctement en conserve peut durer jusqu'à un an, offrant un ajout sucré à vos petits-déjeuners et desserts.

Étape 11 : Dégustez votre confiture de pêches maison

Affinage : Prêt à déguster

Une fois la confiture de pêches en conserve refroidie et les saveurs fusionnées, dégustez-la sur du pain grillé, dans du yaourt ou comme garniture délicieuse pour les desserts. Votre confiture de pêches maison capture l'essence de l'été pour en profiter toute l'année.

CONFITURE DE MYRTILLES

Étape 1 : Rassemblez votre équipement et vos ingrédients

Temps de préparation : 15 minutes

Avant de commencer le processus de mise en conserve au bain-marie, rassemblez tout l'équipement et les ingrédients nécessaires.

Équipement:

1. Marmite à bain-marie avec support

2. Bocaux de conserve avec couvercles et bandes

3. Lève-bocal

4. Lève-couvercle magnétique ou baguette de couvercle

5. Entonnoir

6. Des serviettes propres ou des essuie-tout

7. Grande casserole

8. Cuillère en bois

9. Presse-purée ou mixeur plongeant

10. Planche à découper et couteau

Ingrédients:

1. 6 tasses de bleuets frais, lavés et équeutés

2. 1/4 tasse de jus de citron

3. 1 paquet (1,75 oz) de pectine de fruits

4. 5 tasses de sucre cristallisé

Étape 2 : Préparez les myrtilles

Temps de préparation : 20 minutes

Lavez et équeutez les myrtilles. Mesurez 6 tasses de myrtilles fraîches et placez-les dans une grande casserole.

Étape 3 : Ajouter le jus de citron et la pectine

Temps de préparation : 5 minutes

Ajoutez le jus de citron aux myrtilles dans la casserole. Incorporer la pectine de fruits jusqu'à ce que le tout soit bien mélangé. Le jus de citron rehausse l'acidité naturelle des myrtilles et aide la confiture à prendre.

Étape 4 : Écraser les myrtilles

Temps de préparation : 5 minutes

A l'aide d'un presse purée ou d'un mixeur plongeant, écrasez les myrtilles pour libérer leur jus. Laissez quelques morceaux de myrtilles pour la texture ou mélangez jusqu'à obtenir la consistance souhaitée.

Étape 5 : Porter à ébullition et ajouter le sucre

Temps de cuisson : 15 minutes

À feu moyen-vif, porter à ébullition le mélange de bleuets en remuant fréquemment. Une fois à ébullition, ajoutez le sucre semoule d'un seul coup en remuant continuellement pour dissoudre le sucre. Ramenez le mélange à ébullition rapide et laissez bouillir pendant 1 à 2 minutes.

Étape 6 : Test du point de réglage

Temps de cuisson : 5 minutes

Pour tester le point de prise, placez une petite quantité de confiture sur une assiette froide et laissez reposer une minute. Passez votre doigt dans la confiture, et si elle se froisse et conserve sa forme, elle a atteint le point de prise. Sinon, continuez à bouillir pendant encore une minute et testez à nouveau.

Étape 7 : Retirer du feu et écumer la mousse

Temps de préparation : 5 minutes

Une fois que la confiture a atteint le point de prise souhaité, retirez la casserole du feu. Écumez la mousse qui s'est formée à la surface de la confiture à l'aide d'une cuillère.

Étape 8 : Remplissez et scellez les pots

Temps de préparation : 15 minutes

Pendant que la confiture est encore chaude, à l'aide d'un lève-bocal et d'un entonnoir, remplissez soigneusement les pots stérilisés avec la confiture de myrtilles, en laissant environ 1/4 de pouce d'espace libre. Essuyez les bords du pot avec un chiffon propre et humide pour assurer une fermeture propre. À l'aide d'un lève-couvercle magnétique ou d'une baguette à couvercle, placez les couvercles stérilisés sur les bocaux. Vissez les bandes jusqu'à ce qu'elles soient serrées du bout des doigts.

Étape 9 : Traitement dans la marmite au bain-marie

Temps de cuisson : 10 minutes

Placez les bocaux remplis dans la marmite du bain-marie, en vous assurant qu'ils sont complètement immergés dans l'eau. Portez l'eau à ébullition et mélangez les bocaux pendant 10 minutes. Ajustez le temps de traitement en fonction de votre altitude.

Étape 10 : Refroidir et vérifier les joints

Temps de refroidissement : 30 minutes

Après le traitement, éteignez le feu et laissez les bocaux reposer dans l'eau pendant quelques minutes. À l'aide d'un lève-bocal, retirez soigneusement les bocaux de la marmite et placez-les sur une serviette propre ou une grille de refroidissement. Laissez les pots refroidir complètement. Vérifiez les joints en appuyant sur le centre de chaque couvercle. Si le couvercle ne fléchit pas ou ne fait pas de bruit sec, le pot est scellé.

Étape 11 : Étiqueter et conserver

Temps de préparation : 5 minutes

Étiquetez chaque pot avec le contenu et la date de mise en conserve.
Conservez les bocaux scellés dans un endroit frais, sombre et sec. La confiture de myrtilles correctement en conserve peut durer jusqu'à un an, offrant une explosion de bienfaits des baies à vos petits-déjeuners et desserts.

Étape 12 : Dégustez votre confiture de myrtilles maison

Affinage : Prêt à déguster

Une fois la confiture de myrtilles en conserve refroidie et les saveurs fusionnées, dégustez-la sur du pain grillé, dans du yaourt ou comme garniture délicieuse pour les desserts. Votre confiture de myrtilles maison capture l'essence de l'été pour en profiter toute l'année.

CONFITURE DE FRAMBOISE

Étape 1 : Rassemblez votre équipement et vos ingrédients

Temps de préparation : 15 minutes

Avant de commencer le processus de mise en conserve au bain-marie, rassemblez tout l'équipement et les ingrédients nécessaires.

Équipement:

1. Marmite à bain-marie avec support

2. Bocaux de conserve avec couvercles et bandes

3. Lève-bocal

4. Lève-couvercle magnétique ou baguette de couvercle

5. Entonnoir

6. Des serviettes propres ou des essuie-tout

7. Grande casserole

8. Cuillère en bois

9. Presse-purée ou mixeur plongeant

10. Planche à découper et couteau

Ingrédients:

1. 6 tasses de framboises fraîches, lavées

2. 1/4 tasse de jus de citron

3. 1 paquet (1,75 oz) de pectine de fruits

4. 5 tasses de sucre cristallisé

Étape 2 : Préparez les framboises

Temps de préparation : 20 minutes

Lavez soigneusement les framboises. Mesurez 6 tasses de framboises fraîches et placez-les dans une grande casserole.

Étape 3 : Ajouter le jus de citron et la pectine

Temps de préparation : 5 minutes

Ajoutez le jus de citron aux framboises dans la casserole.
Incorporer la pectine de fruits jusqu'à ce que le tout soit
bien mélangé. Le jus de citron rehausse l'acidité
naturelle des framboises et aide la confiture à prendre.

Étape 4 : Écraser les framboises

Temps de préparation : 5 minutes

A l'aide d'un presse purée ou d'un mixeur plongeant,
écrasez les framboises pour libérer leur jus. Laissez
quelques morceaux de framboise pour la texture ou
mélangez jusqu'à obtenir la consistance souhaitée.

Étape 5 : Porter à ébullition et ajouter le sucre

Temps de cuisson : 15 minutes

À feu moyen-vif, porter à ébullition le mélange de
framboises en remuant fréquemment. Une fois à
ébullition, ajoutez le sucre semoule d'un seul coup en
remuant continuellement pour dissoudre le sucre.
Ramenez le mélange à ébullition rapide et laissez bouillir
pendant 1 à 2 minutes.

Étape 6 : Test du point de réglage

Temps de cuisson : 5 minutes

Pour tester le point de prise, placez une petite quantité de confiture sur une assiette froide et laissez reposer une minute. Passez votre doigt dans la confiture, et si elle se froisse et conserve sa forme, elle a atteint le point de prise. Sinon, continuez à bouillir pendant encore une minute et testez à nouveau.

Étape 7 : Retirer du feu et écumer la mousse

Temps de préparation : 5 minutes

Une fois que la confiture a atteint le point de prise souhaité, retirez la casserole du feu. Écumez la mousse qui s'est formée à la surface de la confiture à l'aide d'une cuillère.

Étape 8 : Remplissez et scellez les pots

Temps de préparation : 15 minutes

Pendant que la confiture est encore chaude, à l'aide d'un lève-bocal et d'un entonnoir, remplissez soigneusement les pots stérilisés avec la confiture de framboise, en laissant environ 1/4 de pouce d'espace libre. Essuyez les bords du pot avec un chiffon propre et humide pour

assurer une fermeture propre. À l'aide d'un
lève-couvercle magnétique ou d'une baguette à
couvercle, placez les couvercles stérilisés sur les bocaux.
Vissez les bandes jusqu'à ce qu'elles soient serrées du
bout des doigts.

Étape 9 : Traitement dans la marmite au bain-marie

Temps de cuisson : 10 minutes

Placez les bocaux remplis dans la marmite du
bain-marie, en vous assurant qu'ils sont complètement
immergés dans l'eau. Portez l'eau à ébullition et
mélangez les bocaux pendant 10 minutes. Ajustez le
temps de traitement en fonction de votre altitude.

Étape 10 : Refroidir et vérifier les joints

Temps de refroidissement : 30 minutes

Après le traitement, éteignez le feu et laissez les bocaux
reposer dans l'eau pendant quelques minutes. À l'aide
d'un lève-bocal, retirez soigneusement les bocaux de la
marmite et placez-les sur une serviette propre ou une
grille de refroidissement. Laissez les pots refroidir

complètement. Vérifiez les joints en appuyant sur le centre de chaque couvercle. Si le couvercle ne fléchit pas ou ne fait pas de bruit sec, le pot est scellé.

Étape 11 : Étiqueter et conserver

Temps de préparation : 5 minutes

Étiquetez chaque pot avec le contenu et la date de mise en conserve.
Conservez les bocaux scellés dans un endroit frais, sombre et sec. La confiture de framboises correctement en conserve peut durer jusqu'à un an, apportant une touche de baies délicieuses à vos petits-déjeuners et desserts.

Étape 12 : Dégustez votre confiture de framboises maison

Affinage : Prêt à déguster

Une fois la confiture de framboises en conserve refroidie et les saveurs fusionnées, dégustez-la sur des toasts, dans du yaourt ou comme garniture délicieuse pour les desserts. Votre confiture de framboises maison capture l'essence de l'été pour en profiter toute l'année.

GELÉE DE CANNEBERGES

Étape 1 : Rassemblez votre équipement et vos ingrédients

Temps de préparation : 15 minutes

Avant de commencer le processus de mise en conserve au bain-marie, rassemblez tout l'équipement et les ingrédients nécessaires.

Équipement:

1. Marmite à bain-marie avec support

2. Bocaux de conserve avec couvercles et bandes

3. Lève-bocal

4. Lève-couvercle magnétique ou baguette de couvercle

5. Entonnoir

6. Des serviettes propres ou des essuie-tout

7. Grande casserole

8. Cuillère en bois

9. Étamine ou sac de gelée 10. Presse-purée ou cuillère

Ingrédients:

1. 4 tasses de canneberges fraîches, lavées

2. 4 tasses de sucre cristallisé

3. 1 tasse d'eau

Étape 2 : Préparez les canneberges

Temps de préparation : 20 minutes

Lavez soigneusement les canneberges. Dans une grande casserole, mélanger les canneberges avec 1 tasse d'eau. Porter à ébullition, puis réduire le feu et laisser mijoter pendant environ 10 à 15 minutes jusqu'à ce que les canneberges éclatent et deviennent tendres.

Étape 3 : Égouttez les canneberges

Temps de préparation : 5 minutes

Placez une étamine ou un sac de gelée sur un grand bol ou une casserole. Versez les canneberges cuites dans la gaze ou le sac de gelée. Laissez le jus filtrer à travers le chiffon, capturant le liquide dans le bol. Vous pouvez presser doucement les canneberges pour en extraire plus de jus, mais évitez de les presser trop fort pour garder la gelée claire.

Étape 4 : Mesurer le jus

Temps de préparation : 5 minutes

Mesurez le jus de canneberge extrait. Vous devriez avoir environ 3 tasses de jus. Si nécessaire, ajoutez de l'eau pour compenser la différence.

Étape 5 : Mélanger le jus et le sucre

Temps de cuisson : 15 minutes

Dans une casserole propre, mélanger le jus de canneberge mesuré avec le sucre cristallisé. Remuer à feu moyen jusqu'à ce que le sucre se dissolve. Portez le mélange à ébullition en remuant constamment.

Étape 6 : Test du point de

réglageTemps de cuisson : 10

minutes

Une fois le mélange bouillant, poursuivez la cuisson environ 10 minutes ou jusqu'à ce que la gelée atteigne le point de prise. Pour tester, placez-en une petite quantité sur une assiette froide, laissez reposer un instant, puis poussez le bord avec votre doigt. S'il se froisse et conserve sa forme, il a atteint le point de prise.

Étape 7 : Écrémer la mousse et remplir les pots

Temps de préparation : 10 minutes

Écumez toute mousse qui se forme à la surface de la gelée de canneberge. À l'aide d'un lève-bocal et d'un entonnoir, remplissez soigneusement les bocaux stérilisés avec la gelée chaude, en laissant environ 1/4 de pouce d'espace libre.

Étape 8 : Scellez les pots

Temps de préparation : 5 minutes

Essuyez les bords du pot avec un chiffon propre et humide pour assurer une fermeture propre. À l'aide d'un lève-couvercle magnétique ou d'une baguette à couvercle, placez les couvercles stérilisés sur les bocaux. Vissez les bandes jusqu'à ce qu'elles soient serrées du bout des doigts.

Étape 9 : Traitement dans la marmite au bain-marie

Temps de cuisson : 10 minutes

Placez les bocaux remplis dans la marmite du bain-marie, en vous assurant qu'ils sont complètement immergés dans l'eau. Portez l'eau à ébullition et mélangez les bocaux pendant 10 minutes. Ajustez le temps de traitement en fonction de votre altitude.

Étape 10 : Refroidir et vérifier les joints

Temps de refroidissement : 30 minutes

Après le traitement, éteignez le feu et laissez les bocaux reposer dans l'eau pendant quelques minutes. À l'aide d'un lève-bocal, retirez soigneusement les bocaux de la marmite et placez-les sur une serviette propre ou une grille de refroidissement. Laissez les pots refroidir complètement. Vérifiez les joints en appuyant sur le centre de chaque couvercle. Si le couvercle ne fléchit pas ou ne fait pas de bruit sec, le pot est scellé.

Étape 11 : Étiqueter et conserver

Temps de préparation : 5 minutes

Étiquetez chaque pot avec le contenu et la date de mise en conserve.

Conservez les bocaux scellés dans un endroit frais, sombre et sec.

La gelée de canneberges correctement en conserve peut durer jusqu'à un an, offrant un ajout festif à vos repas et célébrations.

Étape 12 : Savourez votre gelée de canneberge maison

Affinage : Prêt à déguster

Une fois que la gelée de canneberges en conserve a refroidi et pris, dégustez-la comme délicieux accompagnement de dinde, de jambon ou comme tartinade sucrée pour le petit-déjeuner. Votre gelée de canneberges maison capture la saveur audacieuse des canneberges, offrant un goût de saison toute l'année.

CONFITURE D'ORANGE

Étape 1 : Rassemblez votre équipement et vos ingrédients

Temps de préparation : 15 minutes

Avant de commencer le processus de mise en conserve au bain-marie, rassemblez tout l'équipement et les ingrédients nécessaires.

Équipement:

1. Marmite à bain-marie avec support

2. Bocaux de conserve avec couvercles et bandes

3. Lève-bocal

4. Lève-couvercle magnétique ou baguette de couvercle

5. Entonnoir

6. Des serviettes propres ou des essuie-tout

7. Grande casserole

8. Planche à découper et couteau

9. Étamine ou mousseline

10. Chaîne

Ingrédients:

1. 6 grosses oranges

2. 1 citron

3. 6 tasses de sucre cristallisé

4. 6 tasses d'eau

Étape 2 : Préparez les agrumes

Temps de préparation : 20 minutes

Lavez soigneusement les oranges et le citron. Coupez-les en deux et pressez-en le jus. Retirez les graines et attachez-les dans un morceau de gaze ou de mousseline pour créer un « sac de graines ».

Étape
3 : Tranchez et coupez la peau en dés

Temps de préparation : 20 minutes

Avec un couteau bien aiguisé, coupez les zestes d'orange
et de citron en fines lanières. Vous pouvez ajuster
l'épaisseur en fonction de vos préférences. Si vous
préférez une marmelade moins amère, vous pouvez
blanchir les lanières de zeste dans de l'eau bouillante
pendant quelques minutes et jeter l'eau.

Étape 4 : Cuire le zeste d'agrumes

Temps de cuisson : 45 minutes

Dans une grande casserole, mélanger les zestes tranchés,
le jus d'agrumes et le sachet de graines préparé. Ajoutez
6 tasses d'eau et portez le mélange à ébullition. Réduisez
le feu à doux et laissez mijoter pendant environ 30 à 45
minutes ou jusqu'à ce que les lanières de peau soient
tendres.

Étape 5 : Retirez le sac de graines et ajoutez du sucre

Temps de préparation : 5 minutes

Étape

Retirez le sac de graines de la casserole en essorant le
jus qu'il contient. Ajouter le sucre cristallisé au mélange
d'agrumes en remuant jusqu'à ce que le sucre se dissolve.
Portez le mélange à ébullition rapide.

6 : Atteindre le stade du gel

Temps de cuisson : 20 minutes

Continuez à faire bouillir le mélange, en remuant
fréquemment, jusqu'à ce qu'il atteigne le stade du gel.
Vous pouvez tester cela en plaçant une petite quantité sur
une assiette froide et en vérifiant si elle se froisse au
toucher. Cela peut prendre environ 15 à 20 minutes.

Étape 7 : Remplissez et scellez les pots

Temps de préparation : 15 minutes

Pendant que la marmelade est chaude, utilisez un
lève-bocal et un entonnoir pour remplir les pots stérilisés
avec la marmelade, en laissant environ 1/4 de pouce
d'espace libre. Essuyez les bords du pot avec un chiffon
propre et humide pour assurer une fermeture propre. À
l'aide d'un lève-couvercle magnétique ou d'une baguette
à couvercle, placez les couvercles stérilisés sur les

Étape

bocaux. Vissez les bandes jusqu'à ce qu'elles soient serrées du bout des doigts.

Étape 8 : Traitement dans la marmite au bain-marie

Temps de cuisson : 10 minutes

Placez les bocaux remplis dans la marmite du bain-marie, en vous assurant qu'ils sont complètement immergés dans l'eau. Portez l'eau à ébullition et mélangez les bocaux pendant 10 minutes. Ajustez le temps de traitement en fonction de votre altitude.

9 : Refroidir et vérifier les joints

Temps de refroidissement : 30 minutes

Après le traitement, éteignez le feu et laissez les bocaux reposer dans l'eau pendant quelques minutes. À l'aide d'un lève-bocal, retirez soigneusement les bocaux de la marmite et placez-les sur une serviette propre ou une grille de refroidissement. Laissez les pots refroidir complètement. Vérifiez les joints en appuyant sur le centre de chaque couvercle. Si le couvercle ne fléchit pas ou ne fait pas de bruit sec, le pot est scellé.

Étape
Étape 10 : Étiqueter et conserver

Temps de préparation : 5 minutes

Étiquetez chaque pot avec le contenu et la date de mise
en conserve.
Conservez les bocaux scellés dans un endroit frais,
sombre et sec. La marmelade d'orange correctement en
conserve peut durer jusqu'à un an, offrant une explosion
de saveur d'agrumes à vos petits-déjeuners et recettes.

**Étape 11 : Dégustez votre marmelade d'orange
maison**

Affinage : Prêt à déguster

Une fois la marmelade d'orange en conserve refroidie et prise, dégustez-la sur des toasts, des scones ou comme un délicieux ajout à vos créations culinaires. Votre marmelade d'orange maison capture l'essence des agrumes dans chaque cuillerée.

GELÉE DE RAISIN

Étape 1 : Rassemblez votre équipement et vos ingrédients

Temps de préparation : 15 minutes

Avant de commencer le processus de mise en conserve au bain-marie, rassemblez tout l'équipement et les ingrédients nécessaires.

Équipement:

1. Marmite à bain-marie avec support

2. Bocaux de conserve avec couvercles et bandes

3. Lève-bocal

4. Lève-couvercle magnétique ou baguette de couvercle

5. Entonnoir

6. Des serviettes propres ou des essuie-tout

7. Grande casserole

8. Étamine ou mousseline

9. Presse-purée ou cuillère

Ingrédients:

1. 5 tasses de jus de raisin (environ 4 livres de raisins)

2. 7 tasses de sucre cristallisé

3. 1 boîte (1,75 oz) de pectine de fruits

Étape 2 : Extraire le jus de raisin

Temps de préparation : 20 minutes

Lavez soigneusement les raisins et retirez les tiges.
Écrasez les raisins à l'aide d'un presse-purée ou à la
cuillère dans une grande casserole. Portez à ébullition les
raisins écrasés et laissez mijoter environ 10 minutes.
Placez les raisins écrasés dans une étamine ou une
mousseline et pressez-les pour en extraire le jus.

Étape 3 : Préparez la marmite et les bocaux du bain-marie

Temps de préparation : 15 minutes

Remplissez la marmite du bain-marie avec de l'eau et portez-la à ébullition. Placez les bocaux propres dans l'eau frémissante pour les stériliser. Dans une petite casserole à part, réchauffer les couvercles dans de l'eau chaude. Gardez les bocaux et les couvercles au chaud jusqu'au moment de les utiliser.

Étape 4 : Mélanger le jus de raisin et la pectine

Temps de cuisson : 15 minutes

Dans une grande casserole, mélanger le jus de raisin extrait avec la pectine de fruits. Bien mélanger pour dissoudre la pectine. Portez le mélange à ébullition à feu moyen-vif en remuant constamment.

Étape 5 : Ajouter le sucre et porter à ébullition

Temps de cuisson : 15 minutes

Ajouter le sucre cristallisé au mélange de jus de raisin et de pectine en remuant continuellement. Portez le mélange à ébullition rapide et laissez-le bouillir pendant 1 à 2 minutes, en vous assurant que le sucre est complètement dissous.

Étape 6 : Test du point de réglage

Temps de cuisson : 5 minutes

Pour tester le point de prise, placez une petite quantité de gelée de raisin sur une assiette froide et laissez reposer une minute. Passez votre doigt dans la gelée, et si elle se froisse et conserve sa forme, elle a atteint le point de prise. Sinon, continuez à bouillir pendant encore une minute et testez à nouveau.

Étape 7 : Écrémer la mousse et remplir les pots

Temps de préparation : 10 minutes

Écumez toute mousse qui se forme à la surface de la gelée de raisin. À l'aide d'un lève-bocal et d'un entonnoir, remplissez soigneusement les bocaux stérilisés avec la gelée de raisin chaude, en laissant environ 1/4 de pouce d'espace libre.

Étape 8 : Scellez les pots

Temps de préparation : 5 minutes

Essuyez les bords du pot avec un chiffon propre et humide pour assurer une fermeture propre. À l'aide d'un lève-couvercle magnétique ou d'une baguette à couvercle, placez les couvercles stérilisés sur les bocaux.

Vissez les bandes jusqu'à ce qu'elles soient serrées du bout des doigts.

Étape 9 : Traitement dans la marmite au bain-marie

Temps de cuisson : 10 minutes

Placez les bocaux remplis dans la marmite du bain-marie, en vous assurant qu'ils sont complètement immergés dans l'eau. Portez l'eau à ébullition et mélangez les bocaux pendant 10 minutes. Ajustez le temps de traitement en fonction de votre altitude.

Étape 10 : Refroidir et vérifier les joints

Temps de refroidissement : 30 minutes

Après le traitement, éteignez le feu et laissez les bocaux reposer dans l'eau pendant quelques minutes. À l'aide d'un lève-bocal, retirez soigneusement les bocaux de la marmite et placez-les sur une serviette propre ou une grille de refroidissement. Laissez les pots refroidir complètement. Vérifiez les joints en appuyant sur le centre de chaque couvercle. Si le couvercle ne fléchit pas ou ne fait pas de bruit sec, le pot est scellé.

Étape 11 : Étiqueter et conserver

Temps de préparation : 5 minutes

Étiquetez chaque pot avec le contenu et la date de mise en conserve. Conservez les bocaux scellés dans un endroit frais, sombre et sec. La gelée de raisin correctement en conserve peut durer jusqu'à un an, offrant une touche de douceur fruitée à vos petits-déjeuners et recettes.

Étape 12 : Dégustez votre gelée de raisin maison

Affinage : Prêt à déguster

Une fois la gelée de raisin en conserve refroidie et prise, dégustez-la sur des toasts, des muffins ou comme un délicieux ajout à vos créations culinaires. Votre gelée de raisin maison capture l'essence des raisins frais dans chaque cuillerée.

CHAPITRE 8

CONSERVATION SOUS PRESSION:
Légumes,
Fruits et viande

HARICOTS VERTS

Étape 1 : Rassemblez votre équipement et vos ingrédients

Temps de préparation : 30 minutes

Avant de commencer le processus de mise en conserve sous pression, rassemblez tout l'équipement et les ingrédients nécessaires.

Équipement:

1. Marmite à pression

2. Bocaux de conserve avec couvercles et bandes

3. Lève-bocal

4. Lève-couvercle magnétique ou baguette de couvercle

5. Entonnoir

6. Des serviettes propres ou des essuie-tout

7. Planche à découper et couteau

8. Passoire ou passoire

9. Grand bol

10. Petite casserole (pour chauffer les couvercles)

Ingrédients:

1. Haricots verts frais

2. Eau

3. Sel (facultatif)

Étape 2 : Préparez les haricots verts

Temps de préparation : 15 minutes

Lavez soigneusement les haricots verts et coupez les extrémités. Coupez-les ou coupez-les en longueurs uniformes, généralement de 1 à 1,5 pouces. Facultatif : blanchissez les haricots verts en les faisant bouillir brièvement pendant 2-3 minutes, puis en les plaçant immédiatement dans de l'eau glacée pour conserver leur couleur et leur texture.

Étape 3 : Stériliser les bocaux et chauffer les couvercles

Temps de préparation : 10 minutes

le
Lieu   bocaux de conserve dans l'autocuiseur, en les
recouvrant d'eau. Faites chauffer les bocaux à
ébullition mais pas à ébullition. Dans une petite
casserole, faites chauffer les couvercles dans de l'eau
chaude en veillant à ce qu'ils ne bouillent pas. Gardez
les bocaux et les couvercles au chaud jusqu'au moment
de les utiliser.

Étape 4 : Emballez les pots avec des haricots verts

Temps de préparation : 10 minutes

Retirez un pot chaud de la marmite à l'aide d'un
lève-bocal. Emballez bien les haricots verts blanchis ou
crus dans le pot chaud, en laissant environ 1 pouce
d'espace libre. Ajoutez du sel si vous le souhaitez.
Utilisez une spatule ou un couteau à beurre pour
éliminer les bulles d'air en le faisant passer à l'intérieur
du pot.

Étape 5 : ajouter de l'eau chaude

Temps de préparation : 5 minutes

Versez de l'eau chaude (vous pouvez utiliser l'eau
utilisée pour chauffer les bocaux) sur les haricots verts,
en maintenant l'espace libre de 1 pouce. Assurez-vous

le
que les haricots verts sont complètement immergés et
qu'il n'y a pas de poches d'air.

Étape 6 : Essuyez les bords des bocaux et appliquez les couvercles

Temps de préparation : 5 minutes

Essuyer   bords des bocaux avec un chiffon propre
et humide pour assurer une fermeture propre. À l'aide
d'un lève-couvercle magnétique ou d'une baguette à
couvercle, placez les couvercles stérilisés sur les
bocaux. Vissez les bandes jusqu'à ce qu'elles soient
serrées du bout des doigts.

Étape 7 : Préparez la marmite à pression

Temps de préparation : 10 minutes

Remplissez la marmite à pression avec la quantité d'eau
recommandée selon les instructions du fabricant. Placez
les bocaux dans la marmite à l'aide d'un lève-bocal.
Assurez-vous qu'il y a suffisamment d'eau pour couvrir
les bocaux.

le
Étape 8 : Ventiler et fermer la marmite à pression

Temps de préparation : 5 minutes

Suivez les instructions du fabricant pour ventiler la marmite. Une fois aéré, fermez et fixez la marmite à pression. Laissez la pression monter en fonction de votre altitude et du type de conserverie.

Étape 9 : Processus à la bonne pression

Temps de cuisson : 20-25 minutes

Une fois   la pression a atteint le niveau recommandé, démarrez le temps de traitement. Traitez les haricots verts à la pression appropriée à votre altitude, généralement 10 livres pour une conserverie à cadran et 11 livres pour une conserverie à jauge pondérée.

Étape 10 : Refroidir et retirer les bocaux

Temps de refroidissement : 1 heure

Après le temps de traitement, éteignez le feu et laissez la marmite à pression se dépressuriser naturellement. Une fois dépressurisée, ouvrez la marmite et utilisez un lève-bocal pour retirer délicatement les bocaux chauds.

le

Placez les bocaux sur une serviette propre ou une grille de refroidissement pour qu'ils refroidissent.

Étape 11 : Vérifiez les sceaux et stockez

Temps de préparation : 10 minutes

Une fois les bocaux refroidis, vérifiez les joints en appuyant au centre de chaque couvercle. Si le couvercle ne fléchit pas ou ne fait pas de bruit sec, le pot est scellé. Étiquetez chaque pot avec le contenu et la date de mise en conserve. Conservez les bocaux scellés dans un endroit frais, sombre et sec. Les haricots verts correctement mis en conserve sous pression peuvent durer jusqu'à un an.

Étape 12 : Profitez de vos haricots verts en conserve

Prêt à manger

Vos haricots verts en conserve sous pression sont maintenant prêts à être dégustés. Que ce soit comme plat d'accompagnement, comme composant d'une salade ou comme ajout rapide à des recettes, ces haricots verts en conserve conserveront leur croustillant et leur valeur nutritionnelle.

PETITS POIS

Étape 1 : Rassemblez votre équipement et vos ingrédients

Temps de préparation : 30 minutes

Avant de commencer le processus de mise en conserve sous pression, rassemblez tout l'équipement et les ingrédients nécessaires.

Équipement:

1. Marmite à pression

2. Bocaux de conserve avec couvercles et bandes

le

3. Lève-bocal

4. Lève-couvercle magnétique ou baguette de couvercle

5. Entonnoir

6. Des serviettes propres ou des essuie-tout

7. Planche à découper et couteau

8. Passoire ou passoire

9. Grand bol

10. Petite casserole (pour chauffer les couvercles)

Ingrédients:

1. Petits pois frais

2. Eau

3. Sel (facultatif)

Étape 2 : Décortiquer et préparer les pois

Temps de préparation : 20 minutes

Décortiquez les pois frais et jetez ceux endommagés ou décolorés. Rincez soigneusement les petits pois dans une passoire ou une passoire. Éventuellement, blanchissez les petits pois dans l'eau bouillante pendant 1 à 2 minutes, puis transférez-les immédiatement dans de l'eau glacée pour préserver leur couleur et leur texture.

Étape 3 : Stériliser les bocaux et chauffer les couvercles

Temps de préparation : 10 minutes

Lieu   bocaux de conserve dans l'autocuiseur, en les recouvrant d'eau. Faites chauffer les bocaux à ébullition mais pas à ébullition. Dans une petite casserole, faites chauffer les couvercles dans de l'eau chaude en veillant à ce qu'ils ne bouillent pas. Gardez les bocaux et les couvercles au chaud jusqu'au moment de les utiliser.

Étape 4 : Emballez les pots avec des petits pois

Temps de préparation : 10 minutes

Retirez un pot chaud de la marmite à l'aide d'un lève-bocal. Emballez bien les pois blanchis ou crus dans le pot chaud, en laissant environ 1 pouce d'espace libre. Ajoutez du sel si vous le souhaitez. Utilisez une spatule ou un couteau à beurre pour éliminer les bulles d'air en le faisant passer à l'intérieur du pot.

le

Étape 5 : ajouter de l'eau chaude

Temps de préparation : 5 minutes

Versez de l'eau chaude (vous pouvez utiliser l'eau utilisée pour chauffer les bocaux) sur les pois, en maintenant l'espace libre de 1 pouce. Assurez-vous que les pois sont complètement immergés et qu'il n'y a pas de poches d'air.

Étape 6 : Essuyez les bords des bocaux et appliquez les couvercles

Temps de préparation : 5 minutes

le

Essuyer   bords des bocaux avec un chiffon propre et humide pour assurer une fermeture propre. À l'aide d'un lève-couvercle magnétique ou d'une baguette à couvercle, placez les couvercles stérilisés sur les bocaux. Vissez les bandes jusqu'à ce qu'elles soient serrées du bout des doigts.

Étape 7 : Préparez la marmite à pression

Temps de préparation : 10 minutes

Remplissez la marmite à pression avec la quantité d'eau recommandée selon les instructions du fabricant. Placez les bocaux dans la marmite à l'aide d'un lève-bocal. Assurez-vous qu'il y a suffisamment d'eau pour couvrir les bocaux.

Étape 8 : Ventiler et fermer la marmite à pression

Temps de préparation : 5 minutes

Suivez les instructions du fabricant pour ventiler la marmite. Une fois aéré, fermez et fixez la marmite à pression. Laissez la pression monter en fonction de votre altitude et du type de conserverie.

le

Étape 9 : Processus à la bonne pression

Temps de cuisson : 25-30 minutes

Une fois   la pression a atteint le niveau recommandé, démarrez le temps de traitement. Traitez les pois à la pression appropriée à votre altitude, généralement 11 livres pour une conserverie à cadran et 12 livres pour une conserverie à jauge pondérée.

Étape 10 : Refroidir et retirer les bocaux

Temps de refroidissement : 1 heure

Après le temps de traitement, éteignez le feu et laissez la marmite à pression se dépressuriser naturellement. Une fois dépressurisée, ouvrez la marmite et utilisez un lève-bocal pour retirer délicatement les bocaux chauds. Placez les bocaux sur une serviette propre ou une grille de refroidissement pour qu'ils refroidissent.

Étape 11 : Vérifiez les sceaux et stockez

Temps de préparation : 10 minutes

Une fois les bocaux refroidis, vérifiez les joints en appuyant au centre de chaque couvercle. Si le couvercle ne fléchit pas ou ne fait pas de bruit sec, le pot est scellé.

Étiquetez chaque pot avec le contenu et la date de mise en conserve. Conservez les bocaux scellés dans un endroit frais, sombre et sec. Les pois en conserve correctement sous pression peuvent durer jusqu'à un an.

Étape 12 : Dégustez vos petits pois confits

Prêt à manger

Vos petits pois en conserve sous pression sont maintenant prêts à être dégustés. Que ce soit comme plat d'accompagnement, comme ajout rapide à des recettes ou comme collation nutritive, ces petits pois en conserve conserveront leur fraîcheur et leur saveur.

MAÏS

Étape 1 : Rassemblez votre équipement et vos ingrédients

Temps de préparation : 30 minutes

Avant de commencer le processus de mise en conserve sous pression, rassemblez tout l'équipement et les ingrédients nécessaires.

le

Équipement:

1. Marmite à pression

2. Bocaux de conserve avec couvercles et bandes

3. Lève-bocal

4. Lève-couvercle magnétique ou baguette de couvercle

5. Entonnoir

6. Des serviettes propres ou des essuie-tout

7. Planche à découper et couteau

8. Éplucheur de maïs ou couteau bien aiguisé

9. Grand bol

10. Petite casserole (pour chauffer les couvercles)

Ingrédients:

1. Épis de maïs frais

2. Eau

3. Sel (facultatif)

Étape 2 : Décortiquer et nettoyer le maïs

Temps de préparation : 20 minutes

Retirez les coques et les soies du maïs. Nettoyez soigneusement chaque oreille sous l'eau courante, en enlevant toute soie restante. Coupez toutes les parties endommagées ou décolorées.

Étape 3 : Couper les grains de maïs

Temps de préparation : 15 minutes

À l'aide d'un couteau bien aiguisé ou d'un décapant à
maïs, coupez les grains de maïs de l'épi. Assurez-vous
de gratter l'épi pour en extraire le lait.
Récupérez les grains de maïs et le lait dans un grand bol.

Étape 4 : Stériliser les bocaux et chauffer les couvercles

Temps de préparation : 10 minutes

Placez les bocaux de conserve dans l'autocuiseur en les
recouvrant d'eau. Faites chauffer les bocaux à ébullition
mais pas à ébullition. Dans une petite casserole, faites
chauffer les couvercles dans de l'eau chaude en veillant à
ce qu'ils ne bouillent pas. Gardez les bocaux et les
couvercles au chaud jusqu'au moment de les utiliser.

Étape 5 : Emballez les pots avec du maïs

Temps de préparation : 10 minutes

Retirez un pot chaud de la marmite à l'aide d'un
lève-bocal. Emballez bien les grains de maïs dans le pot
chaud, en laissant environ 1 pouce d'espace libre.
Ajoutez du sel si vous le souhaitez. Utilisez une spatule

ou un couteau à beurre pour éliminer les bulles d'air en le faisant passer à l'intérieur du pot.

Étape 6 : Ajouter de l'eau chaude ou du bouillon de maïs

Temps de préparation : 5 minutes

Versez de l'eau chaude ou du bouillon de maïs sur les grains de maïs, en maintenant l'espace libre de 1 pouce. Assurez-vous que le maïs est complètement immergé et qu'il n'y a pas de poches d'air.

Étape 7 : Essuyez les bords des bocaux et appliquez les couvercles

Temps de préparation : 5 minutes

Essuyez les bords des bocaux avec un chiffon propre et humide pour assurer une fermeture propre. À l'aide d'un lève-couvercle magnétique ou d'une baguette à couvercle, placez les couvercles stérilisés sur les bocaux.

Vissez les bandes jusqu'à ce qu'elles soient serrées du bout des doigts.

Étape 8 : Préparez la marmite à pression

Temps de préparation : 10 minutes

Remplissez la marmite à pression avec la quantité d'eau recommandée selon les instructions du fabricant. Placez les bocaux dans la marmite à l'aide d'un lève-bocal. Assurez-vous qu'il y a suffisamment d'eau pour couvrir les bocaux.

Étape 9 : Ventiler et fermer la marmite à pression

Temps de préparation : 5 minutes

Suivez les instructions du fabricant pour ventiler la marmite. Une fois aéré, fermez et fixez la marmite à pression. Laissez la pression monter en fonction de votre altitude et du type de conserverie.

Étape 10 : Processus à la bonne pression

Temps de cuisson : 55 à 90 minutes

Une fois que la pression a atteint le niveau recommandé, démarrez le temps de traitement. Traitez le maïs à la

pression appropriée à votre altitude, généralement 11
livres pour une conserverie à cadran et 12 livres pour
une conserverie à jauge pondérée. Le temps de
traitement peut varier selon que vous mettez en conserve
des pintes ou des litres.

Étape 11 : Refroidir et retirer les bocaux

Temps de refroidissement : 1 heure

Après le temps de traitement, éteignez le feu et laissez la
marmite à pression se dépressuriser naturellement. Une
fois dépressurisée, ouvrez la marmite et utilisez un
lève-bocal pour retirer délicatement les bocaux chauds.
Placez les bocaux sur une serviette propre ou une grille
de refroidissement pour qu'ils refroidissent.

Étape 12 : Vérifiez les sceaux et stockez

Temps de préparation : 10 minutes

Une fois les bocaux refroidis, vérifiez les joints en
appuyant au centre de chaque couvercle. Si le couvercle
ne fléchit pas ou ne fait pas de bruit sec, le pot est scellé.
Étiquetez chaque pot avec le contenu et la date de mise
en conserve. Conservez les bocaux scellés dans un
endroit frais, sombre et sec. Le maïs en conserve
correctement sous pression peut durer jusqu'à un an.

Étape 13 : Dégustez votre maïs en conserve

Prêt à manger

Votre maïs en conserve sous pression est maintenant prêt à être dégusté. Que ce soit comme plat d'accompagnement, ingrédient dans des soupes ou des ragoûts, ou comme délice autonome, ces grains de maïs en conserve conserveront leur douceur et leur valeur nutritionnelle.

CAROTTES

Étape 1 : Rassemblez votre équipement et vos ingrédients

Temps de préparation : 30 minutes

Avant de commencer le processus de mise en conserve sous pression, rassemblez tout l'équipement et les ingrédients nécessaires.

Équipement:

1. Marmite à pression

2. Bocaux de conserve avec couvercles et bandes

3. Lève-bocal

4. Lève-couvercle magnétique ou baguette de couvercle

5. Entonnoir

6. Des serviettes propres ou des essuie-tout

7. Planche à découper et couteau

8. Éplucheur de légumes

9. Grand bol

10. Petite casserole (pour chauffer les couvercles)

Ingrédients:

1. Carottes fraîches

2. Eau

3. Sel (facultatif)

Étape

Préparation

2 : Lavez et épluchez les carottes

Durée : 20 minutes

Lavez soigneusement les carottes fraîches, en éliminant toute saleté. Épluchez les carottes à l'aide d'un épluche-légumes et coupez les extrémités. Facultativement, coupez les carottes en tranches uniformes ou laissez-les entières selon votre préférence.

Étape 3 : Stériliser les bocaux et chauffer les couvercles

Temps de préparation : 10 minutes

Placez les bocaux de conserve dans l'autocuiseur en les recouvrant d'eau. Faites chauffer les bocaux à ébullition mais pas à ébullition. Dans une petite casserole, faites chauffer les couvercles dans de l'eau chaude en veillant à ce qu'ils ne bouillent pas. Gardez les bocaux et les couvercles au chaud jusqu'au moment de les utiliser.

Étape 4 : Emballez les bocaux avec des carottes

Étape

Préparation
Temps de préparation : 10 minutes

Retirez un pot chaud de la marmite à l'aide d'un lève-bocal. Emballez bien les carottes pelées et tranchées dans le pot chaud, en laissant environ 1 pouce d'espace libre. Ajoutez du sel si vous le souhaitez. Utilisez une spatule ou un couteau à beurre pour éliminer les bulles d'air en le faisant passer à l'intérieur du pot.

5 : Ajouter de l'eau chaude

Durée : 5 minutes

Versez de l'eau chaude sur les carottes, en conservant l'espace libre de 1 pouce. Assurez-vous que les carottes sont complètement immergées et qu'il n'y a pas de poches d'air.

Étape 6 : Essuyez les bords des bocaux et appliquez les couvercles

Étape

Préparation
Temps de préparation : 5 minutes

Essuyez les bords des bocaux avec un chiffon propre et humide pour assurer une fermeture propre. À l'aide d'un lève-couvercle magnétique ou d'une baguette à couvercle, placez les couvercles stérilisés sur les bocaux. Vissez les bandes jusqu'à ce qu'elles soient serrées du bout des doigts.

Étape 7 : Préparez la marmite à pression

Temps de préparation : 10 minutes

Remplissez la marmite à pression avec la quantité d'eau recommandée selon les instructions du fabricant. Placez les bocaux dans la marmite à l'aide d'un lève-bocal. Assurez-vous qu'il y a suffisamment d'eau pour couvrir les bocaux.

8 : Verrez et fermez la marmite à pression

Durée : 5 minutes

Suivez les instructions du fabricant pour ventiler la marmite. Une fois aéré, fermez et fixez la marmite à

Étape

Préparation
pression. Laissez la pression monter en fonction de
votre altitude et du type de conserverie.

Étape 9 : Processus à la bonne pression

Temps de cuisson : 25-30 minutes

Une fois que la pression a atteint le niveau
recommandé, démarrez le temps de traitement. Traitez
les carottes à la pression appropriée à votre altitude,
généralement 11 livres pour une conserverie à cadran et
12 livres pour une conserverie à jauge pondérée.

Étape 10 : Refroidir et retirer les bocaux

Temps de refroidissement : 1 heure

Après le temps de traitement, éteignez le feu et laissez
la marmite à pression se dépressuriser naturellement.
Une fois dépressurisée, ouvrez la marmite et utilisez un
lève-bocal pour retirer délicatement les bocaux chauds.
Placez les bocaux sur une serviette propre ou une grille
de refroidissement pour qu'ils refroidissent.

Étape 11 : Vérifiez les sceaux et stockez

Temps de préparation : 10 minutes

Une fois les bocaux refroidis, vérifiez les joints en appuyant au centre de chaque couvercle. Si le couvercle ne fléchit pas ou ne fait pas de bruit sec, le pot est scellé. Étiquetez chaque pot avec le contenu et la date de mise en conserve. Conservez les bocaux scellés dans un endroit frais, sombre et sec. Les carottes en conserve correctement sous pression peuvent durer jusqu'à un an.

Étape 12 : Dégustez vos carottes confites

Prêt à manger

Vos carottes en conserve sous pression sont maintenant prêtes à être dégustées. Que ce soit comme accompagnement, comme ajout à des soupes ou des ragoûts, ou comme ingrédient dans diverses recettes, ces carottes en conserve conserveront leur douceur naturelle et leur valeur nutritive.

PRUNES

Étape 1 : Rassemblez votre équipement et vos ingrédients

Étape

Préparation
Temps de préparation : 30 minutes

Avant de commencer le processus de mise en conserve sous pression, rassemblez tout l'équipement et les ingrédients nécessaires.

Équipement:

1. Marmite à pression
2. Bocaux de conserve avec couvercles et bandes
3. Lève-bocal
4. Lève-couvercle magnétique ou baguette de couvercle
5. Entonnoir
6. Des serviettes propres ou des essuie-tout
7. Planche à découper et couteau
8. Dénoyauteur à prunes ou couteau bien aiguisé
9. Grand bol
10. Petite casserole (pour chauffer les couvercles)

Ingrédients:

1. Prunes fraîches

2. Eau

3. Sucre (facultatif)

2 : Lavez, dénoyautez et coupez les prunes en deux

Durée : 20 minutes

Lavez soigneusement les prunes fraîches et coupez-les en deux pour retirer les noyaux. Utilisez un dénoyauteur à prunes ou un couteau bien aiguisé pour ce processus. En option, vous pouvez laisser les prunes entières ou les couper en quartiers selon vos préférences.

Étape 3 : Stériliser les bocaux et chauffer les couvercles

Temps de préparation : 10 minutes

Placez les bocaux de conserve dans l'autocuiseur en les recouvrant d'eau. Faites chauffer les bocaux à ébullition mais pas à ébullition. Dans une petite casserole, faites chauffer les couvercles dans de l'eau chaude en veillant à ce qu'ils ne bouillent pas. Gardez les bocaux et les couvercles au chaud jusqu'au moment de les utiliser.

Étape 4 : Emballez les pots de prunes

Étape

Préparation
Temps de préparation : 10 minutes

Retirez un pot chaud de la marmite à l'aide d'un lève-bocal. Emballez bien les prunes dénoyautées et coupées en deux dans le pot chaud, en laissant environ 1 pouce d'espace libre. Si vous le souhaitez, ajoutez du sucre entre les couches de prunes. Utilisez une spatule ou un couteau à beurre pour éliminer les bulles d'air en le faisant passer à l'intérieur du pot.

Étape

Préparation

5 : Ajouter de l'eau chaude ou du sirop

Durée : 5 minutes

Versez de l'eau chaude ou du sirop sur les prunes, en maintenant l'espace libre de 1 pouce. Assurez-vous que les prunes sont complètement immergées et qu'il n'y a pas de poches d'air. Si vous utilisez du sirop, préparez un sirop léger ou moyen en dissolvant le sucre dans l'eau chaude avant de le verser sur les prunes.

Étape 6 : Essuyez les bords des bocaux et appliquez les couvercles

Temps de préparation : 5 minutes

Essuyez les bords des bocaux avec un chiffon propre et humide pour assurer une fermeture propre. À l'aide d'un lève-couvercle magnétique ou d'une baguette à couvercle, placez les couvercles stérilisés sur les bocaux. Vissez les bandes jusqu'à ce qu'elles soient serrées du bout des doigts.

Étape 7 : Préparez la marmite à pression

Temps de préparation : 10 minutes

Étape

Préparation

Remplissez la marmite à pression avec la quantité d'eau recommandée selon les instructions du fabricant. Placez les bocaux dans la marmite à l'aide d'un lève-bocal. Assurez-vous qu'il y a suffisamment d'eau pour couvrir les bocaux.

8 : Verrez et fermez la marmite à pression

Durée : 5 minutes

Suivez les instructions du fabricant pour ventiler la marmite. Une fois aéré, fermez et fixez la marmite à pression. Laissez la pression monter en fonction de votre altitude et du type de conserverie.

Étape 9 : Processus à la bonne pression

Temps de cuisson : 10-15 minutes

Une fois que la pression a atteint le niveau recommandé, démarrez le temps de traitement. Traitez les prunes à la pression appropriée à votre altitude, généralement 6 à 8 livres pour une conserverie à cadran et 8 à 10 livres pour une conserverie à jauge pondérée.

Étape 10 : Refroidir et retirer les bocaux

Temps de refroidissement : 1 heure

Après le temps de traitement, éteignez le feu et laissez la marmite à pression se dépressuriser naturellement. Une fois dépressurisée, ouvrez la marmite et utilisez un lève-bocal pour retirer délicatement les bocaux chauds. Placez les bocaux sur une serviette propre ou une grille de refroidissement pour qu'ils refroidissent.

Étape 11 : Vérifiez les sceaux et stockez

Temps de préparation : 10 minutes

Une fois les bocaux refroidis, vérifiez les joints en appuyant au centre de chaque couvercle. Si le couvercle ne fléchit pas ou ne fait pas de bruit sec, le pot est scellé. Étiquetez chaque pot avec le contenu et la date de mise en conserve. Conservez les bocaux scellés dans un endroit frais, sombre et sec. Les prunes correctement mises en conserve sous pression peuvent durer jusqu'à un an.

Étape 12 : Dégustez vos prunes en conserve

Prêt à manger

Vos prunes en conserve sous pression sont maintenant prêtes à être dégustées. Que ce soit comme friandise seule, comme garniture pour les desserts ou comme ingrédient dans diverses recettes, ces prunes en

Étape

Préparation
conserve conserveront leur saveur et leur douceur
naturelles.

DES POIRES

Étape 1 : Rassemblez votre équipement et vos ingrédient

Temps de préparation : 30 minutes

Avant de commencer le processus de mise en conserve sous pression, rassemblez tout l'équipement et les ingrédients nécessaires.

Équipement:

1. Marmite à pression

2. Bocaux de conserve avec couvercles et bandes

3. Lève-bocal

4. Lève-couvercle magnétique ou baguette de couvercle

5. Entonnoir

6. Des serviettes propres ou des essuie-tout

7. Planche à découper et couteau

8. Éplucheur

9. Grand bol

10. Petite casserole (pour chauffer les couvercles)

Ingrédients:

1. Poires fraîches

2. Eau

3. Jus de citron (pour éviter le brunissement, facultatif)**Étape 2 : Lavez, épluchez et coupez les poires en tranches**

Temps de préparation : 20 minutes

Lavez soigneusement les poires fraîches. Épluchez et évidez les poires, puis coupez-les selon les formes souhaitées. Pour éviter qu'elles ne brunissent, vous pouvez placer les tranches de poires dans un bol d'eau additionnée de jus de citron.

Étape 3 : Stériliser les bocaux et chauffer les couvercles

Temps de préparation : 10 minutes

Placez les bocaux de conserve dans l'autocuiseur en les recouvrant d'eau. Faites chauffer les bocaux à ébullition mais pas à ébullition. Dans une petite casserole, faites chauffer les couvercles dans de l'eau chaude en veillant à ce qu'ils ne bouillent pas. Gardez les bocaux et les couvercles au chaud jusqu'au moment de les utiliser.

Étape 4 : Emballez les pots de poires

Temps de préparation : 10 minutes

Retirez un pot chaud de la marmite à l'aide d'un lève-bocal. Emballez bien les poires pelées et tranchées dans le pot chaud, en laissant environ 1 pouce d'espace libre. Si vous le souhaitez, ajoutez du sirop de sucre (préparé séparément) pour rehausser la douceur. Utilisez une spatule ou un couteau à beurre pour éliminer les bulles d'air en le faisant passer à l'intérieur du pot.

Étape 5 : Ajouter de l'eau chaude ou du sirop de sucre

Temps de préparation : 5 minutes

Versez de l'eau chaude ou du sirop de sucre sur les poires, en maintenant l'espace libre de 1 pouce. Assurez-vous que les poires sont complètement immergées et qu'il n'y a pas de poches d'air. Si vous utilisez du sirop, préparez un sirop léger ou moyen en dissolvant le sucre dans l'eau chaude avant de le verser sur les poires.

Étape 6 : Essuyez les bords des bocaux et appliquez les couvercles

Temps de préparation : 5 minutes

Essuyez les bords des bocaux avec un chiffon propre et humide pour assurer une fermeture propre. À l'aide d'un lève-couvercle magnétique ou d'une baguette à couvercle, placez les couvercles stérilisés sur les bocaux. Vissez les bandes jusqu'à ce qu'elles soient serrées du bout des doigts.

Étape 7 : Préparez la marmite à pression

Temps de préparation : 10 minutes

Remplissez la marmite à pression avec la quantité d'eau recommandée selon les instructions du fabricant.

Placez les bocaux dans la marmite à l'aide d'un lève-bocal. Assurez-vous qu'il y a suffisamment d'eau pour couvrir les bocaux.

Étape 8 : Ventiler et fermer la marmite à pression

Temps de préparation : 5 minutes

Suivez les instructions du fabricant pour ventiler la marmite. Une fois aéré, fermez et fixez la marmite à pression. Laissez la pression monter en fonction de votre altitude et du type de conserverie.

Étape 9 : Processus à la bonne pression

Temps de cuisson : 10-15 minutes

Une fois que la pression a atteint le niveau recommandé, démarrez le temps de traitement. Traitez les poires à la pression appropriée à votre altitude, généralement 6 à 8 livres pour une conserverie à cadran et 8 à 10 livres pour une conserverie à jauge pondérée.

Étape 10 : Refroidir et retirer les bocaux

Temps de refroidissement : 1 heure

Après le temps de traitement, éteignez le feu et laissez la marmite à pression se dépressuriser naturellement. Une fois dépressurisée, ouvrez la marmite et utilisez un lève-bocal pour retirer délicatement les bocaux chauds. Placez les bocaux sur une serviette propre ou une grille de refroidissement pour qu'ils refroidissent.

Étape 11 : Vérifiez les sceaux et stockez

Temps de préparation : 10 minutes

Une fois les bocaux refroidis, vérifiez les joints en appuyant au centre de chaque couvercle. Si le couvercle ne fléchit pas ou ne fait pas de bruit sec, le pot est scellé. Étiquetez chaque pot avec le contenu et la date de mise en conserve. Conservez les bocaux scellés dans un endroit frais, sombre et sec. Les poires en conserve correctement sous pression peuvent durer jusqu'à un an.

Étape 12 : Dégustez vos poires en conserve

Prêt à manger

Vos poires en conserve sous pression sont maintenant prêtes à être dégustées. Qu'elles soient servies seules, comme garniture de desserts ou incorporées à diverses recettes, ces poires en conserve conserveront leur douceur naturelle et leur valeur nutritive.

RHUBARBE

Étape 1 : Rassemblez votre équipement et vos ingrédients

Temps de préparation : 30 minutes

Avant de commencer le processus de mise en conserve sous pression, rassemblez tout l'équipement et les ingrédients nécessaires.

Équipement:

1. Marmite à pression

2. Bocaux de conserve avec couvercles et bandes

3. Lève-bocal

4. Lève-couvercle magnétique ou baguette de couvercle

5. Entonnoir

6. Des serviettes propres ou des essuie-tout

7. Planche à découper et couteau

8. Éplucheur de légumes (facultatif)

9. Grand bol

10. Petite casserole (pour chauffer les couvercles)

Ingrédients:

1. Rhubarbe fraîche

2. Sucre (facultatif)

Étape 2 : Lavez et coupez la rhubarbe

Temps de préparation : 20 minutes

Lavez soigneusement la rhubarbe fraîche sous l'eau
courante. Coupez et jetez les feuilles, car elles sont
toxiques. Coupez la rhubarbe en morceaux uniformes
d'environ 1 pouce de longueur. Éventuellement,
épluchez la rhubarbe avec un économe si vous préférez
une texture plus onctueuse.

Étape 3 : Stériliser les bocaux et chauffer les couvercles

Temps de préparation : 10 minutes

Placez les bocaux de conserve dans l'autocuiseur en les
recouvrant d'eau. Faites chauffer les bocaux à ébullition
mais pas à ébullition. Dans une petite casserole, faites
chauffer les couvercles dans de l'eau chaude en veillant à
ce qu'ils ne bouillent pas. Gardez les bocaux et les
couvercles au chaud jusqu'au moment de les utiliser.

Étape 4 : Emballez les pots avec de la rhubarbe

Temps de préparation : 10 minutes

Retirez un pot chaud de la marmite à l'aide d'un
lève-bocal. Emballez bien la rhubarbe coupée dans le
pot chaud, en laissant environ 1 pouce d'espace libre. Si
vous le souhaitez, ajoutez du sucre entre les couches de
rhubarbe pour adoucir. Utilisez une spatule ou un

couteau à beurre pour éliminer les bulles d'air en le faisant passer à l'intérieur du pot.

Étape 5 : ajouter de l'eau chaude

Temps de préparation : 5 minutes

Versez de l'eau chaude sur la rhubarbe, en maintenant l'espace libre de 1 pouce. Assurez-vous que la rhubarbe est complètement immergée et qu'il n'y a pas de poches d'air.

Étape 6 : Essuyez les bords des bocaux et appliquez les couvercles

Temps de préparation : 5 minutes

Essuyez les bords des bocaux avec un chiffon propre et humide pour assurer une fermeture propre. À l'aide d'un lève-couvercle magnétique ou d'une baguette à couvercle, placez les couvercles stérilisés sur les bocaux. Vissez les bandes jusqu'à ce qu'elles soient serrées du bout des doigts.

Étape 7 : Préparez la marmite à pression

Temps de préparation : 10 minutes

Remplissez la marmite à pression avec la quantité d'eau recommandée selon les instructions du fabricant. Placez les bocaux dans la marmite à l'aide d'un lève-bocal. Assurez-vous qu'il y a suffisamment d'eau pour couvrir les bocaux.

Étape 8 : Ventiler et fermer la marmite à pression

Temps de préparation : 5 minutes

Suivez les instructions du fabricant pour ventiler la marmite. Une fois aéré, fermez et fixez la marmite à pression. Laissez la pression monter en fonction de votre altitude et du type de conserverie.

Étape 9 : Processus à la bonne pression

Temps de cuisson : 5 à 10 minutes

Une fois que la pression a atteint le niveau recommandé, démarrez le temps de traitement. Traitez la rhubarbe à la pression appropriée à votre altitude, généralement 6 à 8 livres pour une conserverie à cadran et 8 à 10 livres pour une conserverie à jauge pondérée.

Étape 10 : Refroidir et retirer les bocaux

Temps de refroidissement : 1 heure

Après le temps de traitement, éteignez le feu et laissez la marmite à pression se dépressuriser naturellement. Une fois dépressurisée, ouvrez la marmite et utilisez un lève-bocal pour retirer délicatement les bocaux chauds. Placez les bocaux sur une serviette propre ou une grille de refroidissement pour qu'ils refroidissent.

Étape 11 : Vérifiez les sceaux et stockez

Temps de préparation : 10 minutes

Une fois les bocaux refroidis, vérifiez les joints en appuyant au centre de chaque couvercle. Si le couvercle ne fléchit pas ou ne fait pas de bruit sec, le pot est scellé. Étiquetez chaque pot avec le contenu et la date de mise en conserve. Conservez les bocaux scellés dans un endroit frais, sombre et sec. La rhubarbe correctement mise en conserve sous pression peut durer jusqu'à un an.

Étape 12 : Profitez de votre rhubarbe en conserve

Prêt à manger

Votre rhubarbe en conserve sous pression est maintenant prête à être dégustée. Qu'elle soit utilisée dans des tartes, des confitures ou en accompagnement, cette rhubarbe confite ajoutera une saveur acidulée à vos créations culinaires.

PORC

Étape 1 : Rassemblez votre équipement et vos ingrédients

Temps de préparation : 45 minutes

Avant de commencer le processus de mise en conserve sous pression, rassemblez tout l'équipement et les ingrédients nécessaires.

Équipement:

1. Marmite à pression

2. Bocaux de conserve avec couvercles et bandes

3. Lève-bocal

4. Lève-couvercle magnétique ou baguette de couvercle

5. Des serviettes propres ou des essuie-tout

6. Planche à découper et couteau

7. Grand bol

8. Sel et assaisonnements (facultatif) 9. Petite casserole
   (pour chauffer les couvercles)

Ingrédients:

1. Porc frais, coupé en cubes (l'épaule ou la longe
   fonctionnent bien)

2. Eau

3. Sel et assaisonnements (facultatif)

Étape 2 : Couper et préparer le porc

Temps de préparation : 20 minutes

Retirez l'excès de gras du porc et coupez-le en cubes
uniformes. Assaisonnez le porc avec du sel et les
assaisonnements souhaités. Saisir le porc dans une poêle
chaude est facultatif mais peut rehausser la saveur.

Étape 3 : Stériliser les bocaux et chauffer les couvercles

Temps de préparation : 10 minutes

Placez les bocaux de conserve dans l'autocuiseur en les recouvrant d'eau. Faites chauffer les bocaux à ébullition mais pas à ébullition. Dans une petite casserole, faites chauffer les couvercles dans de l'eau chaude en veillant à ce qu'ils ne bouillent pas. Gardez les bocaux et les couvercles au chaud jusqu'au moment de les utiliser.

Étape 4 : Emballez les bocaux avec du porc

Temps de préparation : 10 minutes

Retirez un pot chaud de la marmite à l'aide d'un lève-bocal. Emballez bien le porc assaisonné dans le pot chaud, en laissant environ 1 pouce d'espace libre. Assurez-vous de répartir la viande uniformément et évitez les poches d'air.

Étape 5 : ajouter de l'eau chaude ou du bouillon

Temps de préparation : 5 minutes

Versez de l'eau chaude ou du bouillon sur le porc, en maintenant l'espace libre de 1 pouce. Assurez-vous que le porc est complètement immergé et qu'il n'y a pas de poches d'air. Le bouillon peut rehausser la saveur, mais c'est facultatif.

Étape 6 : Essuyez les bords des bocaux et appliquez les couvercles

Temps de préparation : 5 minutes

Essuyez les bords des bocaux avec un chiffon propre et humide pour assurer une fermeture propre. À l'aide d'un lève-couvercle magnétique ou d'une baguette à couvercle, placez les couvercles stérilisés sur les bocaux. Vissez les bandes jusqu'à ce qu'elles soient serrées du bout des doigts.

Étape 7 : Préparez la marmite à pression

Temps de préparation : 10 minutes

Remplissez la marmite à pression avec la quantité d'eau recommandée selon les instructions du fabricant. Placez les bocaux dans la marmite à l'aide d'un lève-bocal. Assurez-vous qu'il y a suffisamment d'eau pour couvrir les bocaux.

Étape 8 : Ventiler et fermer la marmite à pression

Temps de préparation : 5 minutes

Suivez les instructions du fabricant pour ventiler la marmite. Une fois aéré, fermez et fixez la marmite à pression. Laissez la pression monter en fonction de votre altitude et du type de conserverie.

Étape 9 : Processus à la bonne pression

Temps de cuisson : 75 à 90 minutes

Une fois que la pression a atteint le niveau recommandé, démarrez le temps de traitement. Traitez le porc à la pression appropriée à votre altitude, généralement 10 à 11 livres pour une conserverie à cadran et 11 à 15 livres pour une conserverie à jauge pondérée.

Étape 10 : Refroidir et retirer les bocaux

Temps de refroidissement : 1 à 2 heures

Après le temps de traitement, éteignez le feu et laissez la marmite à pression se dépressuriser naturellement. Une fois dépressurisée, ouvrez la marmite et utilisez un lève-bocal pour retirer délicatement les bocaux chauds. Placez les bocaux sur une serviette propre ou une grille de refroidissement pour qu'ils refroidissent.

Étape 11 : Vérifiez les sceaux et stockez

Temps de préparation : 10 minutes

Une fois les bocaux refroidis, vérifiez les joints en appuyant au centre de chaque couvercle. Si le couvercle ne fléchit pas ou ne fait pas de bruit sec, le pot est scellé. Étiquetez chaque pot avec le contenu et la date de mise en conserve. Conservez les bocaux scellés dans un endroit frais, sombre et sec. Le porc correctement mis en conserve sous pression peut durer jusqu'à un an.

Étape 12 : Dégustez votre porc en conserve

Prêt à manger

Votre porc en conserve sous pression est maintenant prêt à être dégusté. Utilisez-le dans diverses recettes, comme des ragoûts, des ragoûts ou des sandwichs. Le porc confit ajoutera commodité et saveur à vos créations culinaires.

VIANDE DE GIBIER

Étape 1 : Rassemblez votre équipement et vos ingrédients

Temps de préparation : 45 minutes

Avant de commencer le processus de mise en conserve sous pression, rassemblez tout l'équipement et les ingrédients nécessaires.

Équipement:

1. Marmite à pression

2. Bocaux de conserve avec couvercles et bandes

3. Lève-bocal

4. Lève-couvercle magnétique ou baguette de couvercle

5. Des serviettes propres ou des essuie-tout

6. Planche à découper et couteau

7. Grand bol

8. Sel et assaisonnements (facultatif) 9. Petite casserole (pour chauffer les couvercles)

Ingrédients:

1. Viande de gibier fraîche (chevreuil, wapiti, etc.), coupée en cubes

2. Eau ou bouillon

3. Sel et assaisonnements (facultatif)

Étape 2 : Couper et préparer la viande de gibier

Temps de préparation : 20 minutes

Retirez tout excès de graisse ou de tissu conjonctif de la viande de gibier et coupez-la en cubes uniformes. Assaisonnez la viande avec du sel et les assaisonnements souhaités. Vous pouvez au préalable faire dorer la viande dans une poêle chaude pour rehausser la saveur.

Étape 3 : Stériliser les bocaux et chauffer les couvercles

Temps de préparation : 10 minutes

Placez les bocaux de conserve dans l'autocuiseur en les recouvrant d'eau. Faites chauffer les bocaux à ébullition mais pas à ébullition. Dans une petite casserole, faites chauffer les couvercles dans de l'eau chaude en veillant à ce qu'ils ne bouillent pas. Gardez les bocaux et les couvercles au chaud jusqu'au moment de les utiliser.

Étape 4 : Emballez les bocaux avec de la viande de gibier

Temps de préparation : 10 minutes

Retirez un pot chaud de la marmite à l'aide d'un lève-bocal. Emballez hermétiquement la viande de gibier assaisonnée dans le pot chaud, en laissant environ 1 pouce d'espace libre. Assure une répartition uniforme de la viande et évite les poches d'air.

Étape 5 : ajouter de l'eau chaude ou du bouillon

Temps de préparation : 5 minutes

Versez de l'eau chaude ou du bouillon sur la viande de gibier, en conservant l'espace libre de 1 pouce. Assurez-vous que la viande est complètement immergée et qu'il n'y a pas de poches d'air. Le bouillon peut être utilisé pour ajouter de la saveur, mais c'est facultatif.

Étape 6 : Essuyez les bords des bocaux et appliquez les couvercles

Temps de préparation : 5 minutes

Essuyez les bords des bocaux avec un chiffon propre et humide pour assurer une fermeture propre. À l'aide d'un lève-couvercle magnétique ou d'une baguette à couvercle, placez les couvercles stérilisés sur les bocaux. Vissez les bandes jusqu'à ce qu'elles soient serrées du bout des doigts.

Étape 7 : Préparez la marmite à pression

Temps de préparation : 10 minutes

Remplissez la marmite à pression avec la quantité d'eau recommandée selon les instructions du fabricant. Placez les bocaux dans la marmite à l'aide d'un lève-bocal. Assurez-vous qu'il y a suffisamment d'eau pour couvrir les bocaux.

Étape 8 : Ventiler et fermer la marmite à pression

Temps de préparation : 5 minutes

Suivez les instructions du fabricant pour ventiler la marmite. Une fois aéré, fermez et fixez la marmite à pression. Laissez la pression monter en fonction de votre altitude et du type de conserverie.

Étape 9 : Processus à la bonne pression

Temps de cuisson : 75 à 90 minutes

Une fois que la pression a atteint le niveau recommandé, démarrez le temps de traitement. Traitez la viande de gibier à la pression appropriée à votre altitude, généralement 10 à 11 livres pour une conserverie à cadran et 11 à 15 livres pour une conserverie à jauge pondérée.

Étape 10 : Refroidir et retirer les bocaux

Temps de refroidissement : 1 à 2 heures

Après le temps de traitement, éteignez le feu et laissez la marmite à pression se dépressuriser naturellement. Une fois dépressurisée, ouvrez la marmite et utilisez un lève-bocal pour retirer délicatement les bocaux chauds. Placez les bocaux sur une serviette propre ou une grille de refroidissement pour qu'ils refroidissent.

Étape 11 : Vérifiez les sceaux et stockez

Temps de préparation : 10 minutes

Une fois les bocaux refroidis, vérifiez les joints en appuyant au centre de chaque couvercle. Si le couvercle ne fléchit pas ou ne fait pas de bruit sec, le pot est scellé. Étiquetez chaque pot avec le contenu et la date de mise en conserve. Conservez les bocaux scellés dans un endroit frais, sombre et sec. La viande de gibier correctement mise en conserve sous pression peut durer jusqu'à un an.

Étape 12 : Dégustez votre viande de gibier en conserve

Prêt à manger

Votre viande de gibier en conserve sous pression est maintenant prête à être dégustée. Incorporez-le à diverses recettes, comme des ragoûts, des soupes ou des sandwichs. La viande de gibier en conserve apportera une saveur unique et savoureuse à vos créations culinaires.

CHAPITRE 9

CONSERVATION SOUS PRESSION :
Sauces,
Confitures, gelées

SALSA

Étape 1 : Rassemblez votre équipement et vos ingrédients

Temps de préparation : 45 minutes

Avant de commencer le processus de mise en conserve sous pression, rassemblez tout l'équipement et les ingrédients nécessaires.

Équipement:

1. Marmite à pression

2. Bocaux de conserve avec couvercles et bandes

3. Lève-bocal

4. Lève-couvercle magnétique ou baguette de couvercle

5. Des serviettes propres ou des essuie-tout

6. Planche à découper et couteau

7. Entonnoir

8. Grands bols à mélanger

9. Louche

10. Petite casserole (pour chauffer les couvercles)

Ingrédients:

1. Tomates pelées et hachées

2. Oignons, finement hachés

3. Poivrons, finement hachés

4. Piments jalapeño, hachés finement (ajuster au goût)

5. ail émincé

6. Vinaigre

7. Coriandre, hachée

8. Cumin en poudre

9. Sel

10. Sucre (facultatif)

Étape 2 : Préparer les ingrédients de la salsa

Temps de préparation : 30 minutes

Hachez les tomates, les oignons, les poivrons, les jalapeños et l'ail selon vos préférences. Dans un grand bol à mélanger, mélanger tous les ingrédients hachés. Ajoutez le vinaigre, la coriandre, le cumin moulu, le sel et le sucre si vous le souhaitez. Bien mélanger.

Étape 3 : Stériliser les bocaux et chauffer les couvercles

Temps de préparation : 10 minutes

Placez les bocaux de conserve dans l'autocuiseur en les recouvrant d'eau. Faites chauffer les bocaux à ébullition mais pas à ébullition. Dans une petite casserole, faites chauffer les couvercles dans de l'eau chaude en veillant à ce qu'ils ne bouillent pas. Gardez les bocaux et les couvercles au chaud jusqu'au moment de les utiliser.

Étape 4 : Remplissez les bocaux de salsa

Temps de préparation : 10 minutes

À l'aide d'un entonnoir, remplissez soigneusement chaque pot de salsa, en laissant environ 1/2 pouce d'espace libre. Retirez les bulles d'air en passant une spatule ou un couteau à beurre à l'intérieur du pot.

Assurez-vous que la salsa recouvre les légumes
uniformément.

Étape 5 : Essuyez les bords des bocaux et appliquez les couvercles

Temps de préparation : 5 minutes

Essuyez les bords des bocaux avec un chiffon propre et humide pour assurer une fermeture propre. À l'aide d'un lève-couvercle magnétique ou d'une baguette à couvercle, placez les couvercles stérilisés sur les bocaux. Vissez les bandes jusqu'à ce qu'elles soient serrées du bout des doigts.

Étape 6 : Préparez la marmite à pression

Temps de préparation : 10 minutes

Remplissez la marmite à pression avec la quantité d'eau recommandée selon les instructions du fabricant. Placez les bocaux dans la marmite à l'aide d'un lève-bocal. Assurez-vous qu'il y a suffisamment d'eau pour couvrir les bocaux.

Étape 7 : Ventiler et fermer la marmite à pression

Temps de préparation : 5 minutes

Suivez les instructions du fabricant pour ventiler la marmite. Une fois aéré, fermez et fixez la marmite à pression. Laissez la pression monter en fonction de votre altitude et du type de conserverie.

Étape 8 : Processus à la bonne pression

Temps de cuisson : 15 minutes

Une fois que la pression a atteint le niveau recommandé, démarrez le temps de traitement. Traitez la salsa à la pression appropriée à votre altitude, généralement 6 à 8 livres pour une conserverie à jauge à cadran et 8 à 10 livres pour une conserverie à jauge pondérée.

Étape 9 : Refroidir et retirer les bocaux

Temps de refroidissement : 1 à 2 heures*

Après le temps de traitement, éteignez le feu et laissez la marmite à pression se dépressuriser naturellement. Une fois dépressurisée, ouvrez la marmite et utilisez un lève-bocal pour retirer délicatement les bocaux chauds. Placez les bocaux sur une serviette propre ou une grille de refroidissement pour qu'ils refroidissent.

Étape 10 : Vérifiez les sceaux et stockez

Temps de préparation : 10 minutes

Une fois les bocaux refroidis, vérifiez les joints en appuyant au centre de chaque couvercle. Si le couvercle ne fléchit pas ou ne fait pas de bruit sec, le pot est scellé. Étiquetez chaque pot avec le contenu et la date de mise en conserve. Conservez les bocaux scellés dans un endroit frais, sombre et sec. La salsa correctement mise en conserve sous pression peut durer jusqu'à un an.**Étape 11 : Dégustez votre salsa conservée**

Prêt à manger

Votre salsa en conserve sous pression est maintenant prête à être dégustée. Qu'elle soit servie avec des chips tortilla, comme garniture pour des tacos ou incorporée à diverses recettes, cette salsa en conserve ajoutera une touche de saveur à vos créations culinaires.

KETCHUP

Étape 1 : Rassemblez votre équipement et vos ingrédients

Temps de préparation : 45 minutes

Avant de commencer le processus de mise en conserve sous pression, rassemblez tout l'équipement et les ingrédients nécessaires.

Équipement:

1. Marmite à pression
2. Bocaux de conserve avec couvercles et bandes
3. Lève-bocal
4. Lève-couvercle magnétique ou baguette de couvercle
5. Des serviettes propres ou des essuie-tout
6. Planche à découper et couteau
7. Entonnoir
8. Grands bols à mélanger
9. Louche
10. Petite casserole (pour chauffer les couvercles)

Ingrédients:

1. Tomates pelées et hachées

2. Oignons, finement hachés

3. vinaigre de cidre de pomme

4. cassonade

5. Sel

6. Cannelle moulue

7. Piment de la Jamaïque moulu

8. Clou de girofle moulu

9. Moutarde moulue

10. Flocons de piment rouge (facultatif, pour une touche épicée)

Étape 2 : préparer les ingrédients du ketchup

Temps de préparation : 30 minutes

Dans un grand bol à mélanger, mélanger les tomates pelées et hachées, les oignons finement hachés, le vinaigre de cidre de pomme, la cassonade, le sel, la cannelle moulue, le piment de la Jamaïque moulu, les clous de girofle moulus, la moutarde moulue et les flocons de piment rouge si désiré. Bien mélanger.

Étape 3 : Cuire le mélange de ketchup

Temps de cuisson : 1 heure

Transférez le mélange de ketchup dans une grande casserole et portez-le à ébullition à feu moyen. Réduisez le feu à doux et laissez mijoter, en remuant de temps en temps, pendant environ 1 heure ou jusqu'à ce que le mélange épaississe jusqu'à obtenir la consistance désirée.

Étape 4 : Stériliser les bocaux et chauffer les couvercles

Temps de préparation : 10 minutes

Placez les bocaux de conserve dans l'autocuiseur en les recouvrant d'eau. Faites chauffer les bocaux à ébullition mais pas à ébullition. Dans une petite casserole, faites chauffer les couvercles dans de l'eau chaude en veillant à ce qu'ils ne bouillent pas. Gardez les bocaux et les couvercles au chaud jusqu'au moment de les utiliser.

Étape 5 : Remplissez les pots de ketchup

Temps de préparation : 10 minutes

À l'aide d'un entonnoir, remplissez soigneusement
chaque pot avec le ketchup cuit, en laissant environ 1/2
pouce d'espace libre. Retirez les bulles d'air en passant
une spatule ou un couteau à beurre à l'intérieur du pot.
Assurez-vous que le ketchup recouvre les légumes
uniformément.

Étape 6 : Essuyez les bords des bocaux et appliquez les couvercles

Temps de préparation : 5 minutes

Essuyez les bords des bocaux avec un chiffon propre et
humide pour assurer une fermeture propre. À l'aide d'un
lève-couvercle magnétique ou d'une baguette à
couvercle, placez les couvercles stérilisés sur les bocaux.
Vissez les bandes jusqu'à ce qu'elles soient serrées du
bout des doigts.

Étape 7 : Préparez la marmite à pression

Temps de préparation : 10 minutes

Remplissez la marmite à pression avec la quantité d'eau
recommandée selon les instructions du fabricant. Placez
les bocaux dans la marmite à l'aide d'un lève-bocal.

Assurez-vous qu'il y a suffisamment d'eau pour couvrir les bocaux.

Étape 8 : Ventiler et fermer la marmite à pression

Temps de préparation : 5 minutes

Suivez les instructions du fabricant pour ventiler la marmite. Une fois aéré, fermez et fixez la marmite à pression. Laissez la pression monter en fonction de votre altitude et du type de conserverie.

Étape 9 : Processus à la bonne pression

Temps de cuisson : 15 minutes

Une fois que la pression a atteint le niveau recommandé, démarrez le temps de traitement. Traitez le ketchup à la pression appropriée à votre altitude, généralement 6 à 8 livres pour une conserverie à jauge à cadran et 8 à 10 livres pour une conserverie à jauge pondérée.

Étape 10 : Refroidir et retirer les bocaux

Temps de refroidissement : 1 à 2 heures

Après le temps de traitement, éteignez le feu et laissez la marmite à pression se dépressuriser naturellement. Une fois dépressurisée, ouvrez la marmite et utilisez un lève-bocal pour retirer délicatement les bocaux chauds. Placez les bocaux sur une serviette propre ou une grille de refroidissement pour qu'ils refroidissent.

Étape 11 : Vérifiez les sceaux et stockez

Temps de préparation : 10 minutes

Une fois les bocaux refroidis, vérifiez les joints en appuyant au centre de chaque couvercle. Si le couvercle ne fléchit pas ou ne fait pas de bruit sec, le pot est scellé. Étiquetez chaque pot avec le contenu et la date de mise en conserve. Conservez les bocaux scellés dans un endroit frais, sombre et sec. Le ketchup correctement mis en conserve sous pression peut durer jusqu'à un an.

Étape 12 : Profitez de votre ketchup maison

Prêt à manger

Votre ketchup maison en conserve sous pression est maintenant prêt à être dégusté. Qu'il soit utilisé comme condiment, comme base de sauces ou dans diverses recettes, ce ketchup confit rehaussera les saveurs de vos créations culinaires.

SAUCE BARBECUE

Étape 1 : Rassemblez votre équipement et vos ingrédients

Temps de préparation : 45 minutes

Avant de commencer le processus de mise en conserve sous pression, rassemblez tout l'équipement et les ingrédients nécessaires.

Équipement:

1. Marmite à pression

2. Bocaux de conserve avec couvercles et bandes

3. Lève-bocal

4. Lève-couvercle magnétique ou baguette de couvercle

5. Des serviettes propres ou des essuie-tout

6. Planche à découper et couteau

7. Entonnoir

8. Grands bols à mélanger

9. Louche

10. Petite casserole (pour chauffer les couvercles)

Ingrédients:

1. Sauce tomate ou ketchup

2. vinaigre de cidre de pomme

3. cassonade

4. Mélasse

5. sauce Worcestershire

6. Moutarde de Dijon

7. Poudre d'oignon

8. Poudre d'ail

9. Paprika fumé

10. Poivre de Cayenne (facultatif, pour le piquant)

Étape 2 : Préparer les ingrédients de la sauce barbecue

Temps de préparation : 30 minutes

Dans un grand bol à mélanger, mélanger la sauce tomate ou le ketchup, le vinaigre de cidre de pomme, la cassonade, la mélasse, la sauce Worcestershire, la moutarde de Dijon, la poudre d'oignon, la poudre d'ail, le paprika fumé et le poivre de Cayenne si vous désirez un peu de piquant. Mélangez soigneusement les ingrédients.

Étape 3 : Laisser mijoter la sauce barbecue

Temps de cuisson : 30 minutes

Transférez le mélange de sauce barbecue dans une casserole et portez-le à ébullition à feu moyen. Réduisez le feu à doux et laissez mijoter pendant environ 30 minutes, permettant aux saveurs de se fondre et à la sauce d'épaissir légèrement.

Étape 4 : Stériliser les bocaux et chauffer les couvercles

Temps de préparation : 10 minutes

Placez les bocaux de conserve dans l'autocuiseur en les recouvrant d'eau. Faites chauffer les bocaux à ébullition mais pas à ébullition. Dans une petite casserole, faites chauffer les couvercles dans de l'eau chaude en veillant à ce qu'ils ne bouillent pas. Gardez les bocaux et les couvercles au chaud jusqu'au moment de les utiliser.

Étape 5 : Remplissez les bocaux de sauce barbecue

Temps de préparation : 10 minutes

À l'aide d'un entonnoir, remplissez soigneusement chaque pot avec la sauce barbecue mijotée, en laissant environ 1/2 pouce d'espace libre. Retirez les bulles d'air

en passant une spatule ou un couteau à beurre à
l'intérieur du pot. Assurez-vous que la sauce barbecue
recouvre uniformément les légumes.

Étape 6 : Essuyez les bords des bocaux et appliquez les couvercles

Temps de préparation : 5 minutes

Essuyez les bords des bocaux avec un chiffon propre et
humide pour assurer une fermeture propre. À l'aide d'un
lève-couvercle magnétique ou d'une baguette à
couvercle, placez les couvercles stérilisés sur les bocaux.
Vissez les bandes jusqu'à ce qu'elles soient serrées du
bout des doigts.

Étape 7 : Préparez la marmite à pression

Temps de préparation : 10 minutes

Remplissez la marmite à pression avec la quantité d'eau
recommandée selon les instructions du fabricant.

Placez les bocaux dans la marmite à l'aide d'un
lève-bocal. Assurez-vous qu'il y a suffisamment d'eau
pour couvrir les bocaux.

Étape 8 : Ventiler et fermer la marmite à pression

Temps de préparation : 5 minutes

Suivez les instructions du fabricant pour ventiler la marmite. Une fois aéré, fermez et fixez la marmite à pression. Laissez la pression monter en fonction de votre altitude et du type de conserverie.

Étape 9 : Processus à la bonne pression

Temps de cuisson : 15 minutes

Une fois que la pression a atteint le niveau recommandé, démarrez le temps de traitement. Traitez la sauce barbecue à la pression appropriée à votre altitude, généralement 6 à 8 livres pour une conserverie à cadran et 8 à 10 livres pour une conserverie à jauge pondérée.

Étape 10 : Refroidir et retirer les bocaux

Temps de refroidissement : 1 à 2 heures

Après le temps de traitement, éteignez le feu et laissez la marmite à pression se dépressuriser naturellement. Une fois dépressurisée, ouvrez la marmite et utilisez un

lève-bocal pour retirer délicatement les bocaux chauds.
Placez les bocaux sur une serviette propre ou une grille
de refroidissement pour qu'ils refroidissent.

Étape 11 : Vérifiez les sceaux et stockez

Temps de préparation : 10 minutes

Une fois les bocaux refroidis, vérifiez les joints en
appuyant au centre de chaque couvercle. Si le couvercle
ne fléchit pas ou ne fait pas de bruit sec, le pot est scellé.
Étiquetez chaque pot avec le contenu et la date de mise
en conserve. Conservez les bocaux scellés dans un
endroit frais, sombre et sec. La sauce barbecue
correctement mise en conserve sous pression peut durer
jusqu'à un an.

Étape 12 : Dégustez votre sauce barbecue maison

Prêt à manger

Votre sauce barbecue maison en conserve sous pression
est maintenant prête à être dégustée. Utilisez-le comme
marinade savoureuse, comme sauce pour badigeonner
les viandes grillées ou comme condiment pour rehausser
une variété de plats.

CONFITURE FAIBLE EN SUCRE

Étape 1 : Rassemblez votre équipement et vos ingrédients

Temps de préparation : 45 minutes

Avant de commencer le processus de mise en conserve sous pression, rassemblez tout l'équipement et les ingrédients nécessaires.

Équipement:

1. Marmite à pression

2. Bocaux de conserve avec couvercles et bandes

3. Lève-bocal

4. Lève-couvercle magnétique ou baguette de couvercle

5. Des serviettes propres ou des essuie-tout

6. Planche à découper et couteau

7. Entonnoir

8. Grands bols à mélanger

9. Louche

10. Petite casserole (pour chauffer les couvercles)

Ingrédients:

1. Fruits frais et mûrs de votre choix (baies, pêches, prunes, etc.)

2. Pectine (variété à faible teneur en sucre ou sans sucre)

3. Jus de citron

4. Sucre granulé ou substitut de sucre (facultatif, pour plus de douceur)

5. Eau

Étape 2 : préparer les ingrédients de la confiture

Temps de préparation : 30 minutes

Lavez et préparez les fruits en les épluchant, en les dénoyautant ou en les décortiquant selon les besoins. Hachez ou écrasez les fruits jusqu'à obtenir la consistance désirée. Dans un grand bol, mélanger les fruits préparés avec la pectine et le jus de citron. Si vous utilisez du sucre ou un substitut de sucre, ajoutez-le à ce stade et mélangez bien.

Étape 3 : Cuire le mélange de confiture

Temps de cuisson : 15-30 minutes

Transférez le mélange de fruits dans une casserole et portez-le à ébullition à feu moyen. Remuer continuellement pour éviter de coller. Faites cuire le mélange de confiture jusqu'à ce que les fruits soient tendres et que le mélange ait épaissi. Le temps de cuisson exact peut varier en fonction du type de fruit et de pectine utilisé.

Étape 4 : Stériliser les bocaux et chauffer les couvercles

Temps de préparation : 10 minutes

Placez les bocaux de conserve dans l'autocuiseur en les recouvrant d'eau. Faites chauffer les bocaux à ébullition mais pas à ébullition. Dans une petite casserole, faites chauffer les couvercles dans de l'eau chaude en veillant à ce qu'ils ne bouillent pas. Gardez les bocaux et les couvercles au chaud jusqu'au moment de les utiliser.

Étape 5 : Remplissez les pots de confiture

Temps de préparation : 10 minutes

À l'aide d'un entonnoir, remplissez soigneusement chaque pot avec la confiture cuite, en laissant environ 1/4 de pouce d'espace libre. Retirez les bulles d'air en passant une spatule ou un couteau à beurre à l'intérieur du pot. Assurez-vous que la confiture recouvre les fruits uniformément.

Étape 6 : Essuyez les bords des bocaux et appliquez les couvercles

Temps de préparation : 5 minutes

Essuyez les bords des bocaux avec un chiffon propre et humide pour assurer une fermeture propre. À l'aide d'un lève-couvercle magnétique ou d'une baguette à couvercle, placez les couvercles stérilisés sur les bocaux. Vissez les bandes jusqu'à ce qu'elles soient serrées du bout des doigts.

Étape 7 : Préparez la marmite à pression

Temps de préparation : 10 minutes

Remplissez la marmite à pression avec la quantité d'eau recommandée selon les instructions du fabricant. Placez les bocaux dans la marmite à l'aide d'un lève-bocal. Assurez-vous qu'il y a suffisamment d'eau pour couvrir les bocaux.

Étape 8 : Ventiler et fermer la marmite à pression

Temps de préparation : 5 minutes

Suivez les instructions du fabricant pour ventiler la marmite. Une fois aéré, fermez et fixez la marmite à pression. Laissez la pression monter en fonction de votre altitude et du type de conserverie.

Étape 9 : Processus à la bonne pression

Temps de cuisson : 5 à 10 minutes

Une fois que la pression a atteint le niveau recommandé, démarrez le temps de traitement. Traitez la confiture à faible teneur en sucre à la pression appropriée à votre altitude, généralement 6 à 8 livres pour une conserverie à jauge à cadran et 8 à 10 livres pour une conserverie à jauge pondérée.

Étape 10 : Refroidir et retirer les bocaux

Temps de refroidissement : 1 à 2 heures

Après le temps de traitement, éteignez le feu et laissez la marmite à pression se dépressuriser naturellement. Une fois dépressurisée, ouvrez la marmite et utilisez un

lève-bocal pour retirer délicatement les bocaux chauds.
Placez les bocaux sur une serviette propre ou une grille
de refroidissement pour qu'ils refroidissent.

Étape 11 : Vérifiez les sceaux et stockez

Temps de préparation : 10 minutes

Une fois les bocaux refroidis, vérifiez les joints en
appuyant au centre de chaque couvercle. Si le couvercle
ne fléchit pas ou ne fait pas de bruit sec, le pot est scellé.
Étiquetez chaque pot avec le contenu et la date de mise
en conserve. Conservez les bocaux scellés dans un
endroit frais, sombre et sec. Les confitures à faible
teneur en sucre correctement mises en conserve sous
pression peuvent durer jusqu'à un an.

Étape 12 : Profitez de vos confitures à faible teneur en sucre

Prêt à manger

Vos confitures à faible teneur en sucre en conserve sous
pression sont maintenant prêtes à être dégustées.
Étalez-les sur du pain grillé, incorporez-les à du yaourt
ou utilisez-les comme délicieuse garniture pour les
desserts. La teneur réduite en sucre fait ressortir les
arômes naturels des fruits.

CHAPITRE 10

FORCES DYNAMIQUES DANS L'ALIMENTATION

CONSERVATION: Séchage et congélation

La conservation des aliments est une entreprise humaine ancienne, motivée par la nécessité d'assurer la subsistance au-delà de la récolte ou de la saison immédiate. Dans cette odyssée culinaire, deux techniques incontournables – le séchage et la congélation – ont émergé comme des forces dynamiques, façonnant la façon dont nous stockons, consommons et apprécions la générosité de la nature. Ces méthodes, ancrées à la fois dans la tradition et dans la technologie de pointe, représentent des approches distinctes pour stopper la progression incessante de la dégradation microbienne et des processus enzymatiques qui menacent l'intégrité de nos aliments.

Séchage, une méthode aussi ancienne que la civilisation humaine, témoigne de l'ingéniosité de nos ancêtres dans l'exploitation des éléments naturels pour la préservation culinaire. Des champs ensoleillés de l'Égypte ancienne aux foyers de l'Europe médiévale, la pratique du séchage s'est manifestée sous diverses formes, chacune façonnée par les conditions environnementales uniques et les traditions culinaires de son époque. Le principe fondamental du séchage implique l'élimination de l'humidité, créant ainsi un environnement inhospitalier pour les micro-organismes responsables de la détérioration. Ceci est réalisé grâce à une exposition à l'air, à la chaleur ou à une combinaison des deux.

Séchage au soleil, la forme de séchage la plus primitive et la plus naturelle, repose sur la chaleur rayonnante du soleil et la douce caresse du vent pour dessécher progressivement les fruits, les légumes et les viandes. Le processus exige une danse intime avec les facteurs environnementaux (température, humidité et propreté) exigeant une attention méticuleuse de la part de ceux qui cherchent à préserver leur récolte. Le séchage au soleil prolonge non seulement la durée de conservation des aliments, mais leur imprègne également la chaleur du soleil et l'essence de la région, créant ainsi des trésors culinaires en résonance avec la tradition.

En revanche, *séchage mécanique* a évolué en réponse aux défis posés par les conditions météorologiques imprévisibles et au besoin de précision dans le processus de préservation. Les déshydrateurs, avec leurs réglages de température et de débit d'air contrôlés, sont devenus des outils indispensables dans la cuisine et l'industrie alimentaire modernes. Ces appareils constituent un moyen fiable et cohérent de sécher une large gamme d'aliments, des fruits et légumes aux herbes et viandes.

L'environnement contrôlé minimise le risque de contamination et permet un résultat plus prévisible, ce qui en fait un allié aussi bien pour les cuisiniers amateurs que pour les producteurs industriels.

L'art du séchage va au-delà de la simple conservation ; c'est une célébration de la saveur, de la texture et de la polyvalence culinaire. Les fruits secs, avec leur douceur concentrée, deviennent des collations moelleuses et vibrantes ou des ingrédients pour les pâtisseries. Les tomates séchées au soleil, imprégnées de l'essence de l'été, rehaussent les plats de leurs riches notes umami. La viande séchée, produit du séchage et du salage, n'est pas seulement une source de subsistance portable, mais une tradition culinaire qui s'étend sur tous les continents. La danse délicate entre éliminer suffisamment d'humidité pour inhiber la croissance microbienne et en conserver suffisamment pour empêcher le dessèchement nécessite une approche nuancée, transformant l'acte de conservation en un métier culinaire.

Gelé, en revanche, représente un triomphe de la modernité dans le domaine de la conservation des aliments. Née de la recherche incessante du maintien des attributs sensoriels des produits frais, la congélation arrête les processus naturels de décomposition en réduisant la température à des niveaux où l'activité microbienne s'arrête virtuellement. L'introduction de la réfrigération domestique au début du XXe siècle a révolutionné la façon dont nous abordons le stockage des aliments, mais c'est l'avènement de la congélation généralisée qui a véritablement libéré le potentiel de conservation à long terme sans compromettre la qualité.

En congélation, la notion de« *congélation éclair* »est devenu une marque de fabrique. L'abaissement rapide de la température des aliments évite la formation de gros cristaux de glace, préservant ainsi la structure cellulaire et la qualité globale du produit. Cela est particulièrement évident dans le cas de*fruits et légumes surgelés,*où l'attrait visuel, la saveur et le contenu nutritionnel ressemblent étroitement à leurs homologues frais. La possibilité de congeler les aliments au sommet de leur maturité a changé la donne, permettant aux consommateurs de profiter des délices de saison toute l'année.

Au-delà de son aspect pratique, la congélation a donné naissance à une myriade de plats cuisinés qui ont imprégné la culture culinaire moderne. Des pizzas surgelées aux plats préemballés en passant par les glaces, le rayon congélateur des épiceries est devenu un trésor de possibilités culinaires. La capacité à*précuire et congeler les repas*a rationalisé la vie quotidienne des personnes occupées, offrant un compromis entre commodité et bonté maison. Cette évolution de la technologie de congélation a non seulement changé notre façon de manger, mais a également alimenté la croissance de toute une industrie dédiée aux délices surgelés.

Si la congélation est réputée pour sa capacité à préserver l'intégrité des aliments, elle n'est pas une panacée. Certains aliments, particulièrement ceux à forte teneur en eau, peuvent subir des changements de texture lors de la décongélation. La formation de cristaux de glace pendant la congélation peut briser les parois cellulaires, conduisant à une texture plus molle de certains fruits et légumes. Malgré cela, les avantages de la congélation en termes de commodité, de rétention nutritionnelle et de stockage à long terme ont assuré sa place comme pierre angulaire de la conservation moderne des aliments.

Dans la danse délicate entre le séchage et la congélation, chaque méthode apporte ses atouts et ses considérations uniques. Le séchage, lié à la tradition et aux processus naturels, offre un voyage sensoriel à travers le temps, transformant des ingrédients humbles en éclats de saveurs concentrés. A l'opposé, la congélation, quintessence de la conservation moderne, permet de défier les contraintes de saisonnalité, en mettant à portée de main une corne d'abondance de saveurs quel que soit le calendrier.

Dans le domaine de la durabilité, le séchage et la congélation jouent un rôle central. Le séchage, avec ses faibles besoins énergétiques, s'aligne sur les pratiques traditionnelles qui exploitent la puissance du soleil et du vent. Les coteaux baignés de soleil et ornés de séchoirs, comme dans des régions comme la Méditerranée, incarnent cette relation harmonieuse avec la nature. La congélation, tout en exigeant plus d'énergie, a évolué avec les progrès technologiques, ouvrant la voie à des appareils et à des pratiques économes en énergie qui minimisent l'impact sur l'environnement.

Alors que nous naviguons dans les complexités de la vie moderne, le choix entre le séchage et la congélation devient une décision nuancée, souvent guidée par la nature de la nourriture, les préférences personnelles et les inclinations culturelles. Les deux méthodes offrent une myriade de possibilités, de la création de fruits secs artisanaux à la commodité des plats surgelés. La synergie entre tradition et innovation, incarnée par le séchage et la congélation, met en valeur l'interaction dynamique entre notre héritage culinaire et le paysage en constante évolution de la conservation des aliments.

Séchage des fruits

Le séchage des fruits, un art culinaire ancien, constitue une méthode ancestrale pour préserver la douceur de la nature. Ce processus méticuleux allie tradition et innovation, en s'appuyant sur l'alchimie du soleil, de l'air et parfois de la technologie moderne. Comprendre les subtilités du séchage des fruits dévoile un voyage sensoriel qui transcende la simple conservation, créant des délices qui résument l'essence de la récolte.

Séchage au soleil : Peut-être la forme de séchage la plus primitive et la plus poétique, le séchage au soleil repose sur la chaleur généreuse et l'éclat du soleil. Le processus est simple mais nuancé, exigeant une danse avec les éléments. Les fruits, soigneusement tranchés pour obtenir une épaisseur uniforme, sont disposés sur des séchoirs ou disposés sur des surfaces propres. Dans les régions bénéficiant d'un ensoleillement abondant, comme la Méditerranée, les collines ensoleillées ornées d'abricots, de figues et de raisins en train de sécher peignent une scène pittoresque. La douce chaleur du soleil et le murmure du vent amorcent une lente transformation, appauvrissant progressivement les fruits de leur humidité. De ce voyage sans hâte aboutissent des gourmandises moelleuses, intensément parfumées et évoquant le terroir.

Séchage à l'air: La méthode de séchage à l'air vient compléter la simplicité du séchage au soleil, une pratique qui fait écho aux traditions culinaires de nombreuses cultures. Ici, les fruits sont disposés dans des espaces bien ventilés ou enfilés ensemble, permettant à l'air de circuler librement. Cette méthode est souvent préférée dans les régions aux conditions météorologiques imprévisibles ou à une humidité plus élevée. Au cours de ce patient processus, les fruits comme les pommes, les bananes et les baies cèdent leur humidité à l'air ambiant, se transformant en éclats concentrés de douceur naturelle. L'alchimie du séchage à l'air réside dans l'équilibre délicat entre permettre une circulation d'air adéquate et protéger les fruits des contaminants environnementaux.

Séchage mécanique :À mesure que les exigences de la vie moderne et la quête de précision dans la conservation se sont accrues, le recours aux méthodes de séchage mécaniques s'est également accru. Les déshydrateurs, ces fidèles compagnons des cuisines contemporaines, offrent des environnements contrôlés pour sécher les fruits avec efficacité et prévisibilité. Dans ces appareils électriques, les réglages de température et de débit d'air peuvent être ajustés, garantissant ainsi un résultat cohérent. Par exemple, les baies délicates, sujettes à se flétrir sous le soleil direct, trouvent leur place dans le déshydrateur où elles émergent sous forme de collations vibrantes et riches en nutriments. Le séchage mécanique transcende les limitations imposées par le climat et la géographie, démocratisant l'art de conserver les fruits.

Pré-traitement : Un aspect crucial du séchage des fruits implique le prétraitement, une étape qui améliore à la fois la qualité et la sécurité du produit final. De nombreux fruits bénéficient d'un bain doux dans du jus de citron ou une solution d'acide ascorbique avant de se lancer dans leur processus de séchage. Cela empêche non seulement l'oxydation, qui peut entraîner des changements de couleur indésirables, mais confère également une touche d'acidité qui améliore le profil de saveur global. Le prétraitement, mélange de finesse culinaire et de compréhension scientifique, souligne l'équilibre délicat entre préserver l'essence du fruit et garantir son attrait visuel et gustatif.

Séchage des abricots et des raisins

Pour plonger dans le monde nuancé du séchage des fruits, considérons les études de cas des abricots et des raisins. Les abricots, à la chair tendre et au goût miellé, sont souvent transformés en délices séchés au soleil. Tranchées uniformément et disposées sur des plateaux, ces moitiés d'abricots profitent de la chaleur du soleil. Le processus concentre leurs sucres, donnant une texture moelleuse et un éclat intense d'essence d'abricot.

D'un autre côté, les raisins, les humbles joyaux qui nous offrent les raisins secs, subissent une métamorphose sous l'effet du séchage au soleil et à l'air. Disposés sur des vignes ou des plateaux, les raisins abandonnent leur teneur en eau et se transforment en raisins secs dodus et sucrés qui rehaussent tout, des bols du petit-déjeuner aux produits de boulangerie.

L'art du séchage des fruits s'étend au-delà de la méthodologie jusqu'à l'observation fine des indicateurs de qualité. Les fruits secs doivent conserver un certain degré de souplesse, permettant une mastication satisfaisante sans être trop coriaces.

La couleur, symphonie visuelle, doit refléter les teintes naturelles du fruit, signalant à la fois la maturité et un séchage méticuleux. De plus, les arômes doivent être un écho concentré du fruit frais, offrant un voyage sensoriel qui transporte le palais au cœur de la récolte.

Sécher les herbes

Le séchage des herbes, une pratique culinaire ancienne, transforme le dynamisme éphémère des légumes verts frais en éclats concentrés de saveur et de parfum. Cet art délicat, une danse avec le temps et la nature, résume l'essence de la récolte, offrant un lien intemporel avec les traditions culinaires à travers les cultures et les générations.

Rituels de récolte : Le voyage du séchage des herbes commence avec la récolte, un rituel qui exige un toucher délicat et une harmonisation avec les rythmes naturels de la plante. Idéalement, les herbes sont récoltées le matin lorsque les huiles essentielles, responsables d'une grande partie de la saveur et de l'arôme, sont à leur apogée. Des ciseaux ou sécateurs, maniés avec précision, assurent des coupes nettes qui favorisent la santé de la plante et favorisent la repousse. Les herbes comme le basilic, la menthe et l'origan, connues pour leur puissance aromatique, sont particulièrement adaptées au séchage.

Séchage à l'air: La méthode la plus élémentaire de séchage des herbes, le séchage à l'air, rend hommage à la tradition et à la simplicité. Des bouquets d'herbes fraîchement récoltées, fixés avec de la ficelle, pendent la tête en bas dans des espaces bien aérés. Cette pratique ancestrale permet aux herbes de subir un processus de séchage progressif, leur permettant de conserver leurs huiles essentielles et leurs composés aromatiques. Les cuisines ornées de bouquets d'herbes suspendues aux chevrons peignent une scène pittoresque rappelant les époques révolues. Les herbes comme le thym, le romarin et la sauge, aux feuilles robustes et aux tiges ligneuses, s'épanouissent sous la douce persuasion du séchage à l'air.

Déshydratation : En quête d'efficacité et de précision, les cuisines modernes se tournent souvent vers les déshydrateurs électriques pour accélérer le processus de séchage. Ces appareils, équipés de réglages de température réglables, éliminent en douceur l'humidité des herbes, préservant ainsi leurs saveurs et leurs arômes. Cette méthode est particulièrement avantageuse pour les herbes aux feuilles délicates, comme le persil et la coriandre, qui pourraient perdre leur éclat en cas de séchage prolongé à l'air. L'environnement contrôlé du déshydrateur garantit un résultat constant, permettant un accès toute l'année à un spectre d'herbes quelle que soit la saison.

Séchage au four : Pour ceux qui n'ont pas de déshydrateur, le four devient un allié polyvalent dans la quête du séchage des herbes. Les herbes, étalées en une seule couche sur des plaques à pâtisserie, subissent un processus de séchage lent et lent. Cette méthode demande de la vigilance, car le but est d'éliminer l'humidité sans soumettre les herbes à des températures élevées qui pourraient compromettre leurs huiles essentielles. Le séchage au four est particulièrement adapté aux herbes comme la ciboulette, l'aneth et l'estragon, offrant une alternative accessible aux cuisiniers amateurs désireux d'explorer le monde des herbes séchées.

Séchage du basilic et de la lavande —pour comprendre l'art nuancé du séchage. Le basilic, avec ses feuilles tendres et sa saveur robuste, est un incontournable des cuisines méditerranéennes. Le séchage à l'air est souvent la méthode privilégiée, car il permet au basilic de conserver ses huiles essentielles et de mettre en valeur son intensité aromatique.

La lavande, célèbre pour ses notes florales, trouve sa place dans les sachets, les thés et les créations culinaires. Le séchage à l'air préserve les fleurs délicates de la lavande, capturant l'essence des champs provençaux et conférant une touche d'élégance aux diverses créations culinaires et aromatiques.

Rituels de stockage : Une fois que les herbes ont terminé leur odyssée de séchage ; l'acte final implique un stockage approprié pour maintenir leur qualité. L'émiettage des feuilles séchées dans des contenants hermétiques les protège des effets dégradants de la lumière, de l'air et de l'humidité. Les herbes conservées de cette manière, que ce soit dans des bocaux en verre ou dans des sacs scellés, deviennent des trésors du garde-manger qui peuvent imprégner les plats de l'esprit de la récolte longtemps après la fin de la saison de croissance.

Le succès du séchage des herbes dépend de l'observation attentive des indicateurs de qualité. Les herbes séchées doivent conserver leur couleur, quoique légèrement atténuée, reflétant les teintes de leurs homologues fraîches. Le parfum, un voyage sensoriel en soi, doit être puissant, offrant une explosion d'arômes qui téléporte les sens dans des jardins d'herbes aromatiques ensoleillés. La texture, bien que transformée, doit néanmoins permettre un crumble ou un écrasement satisfaisant qui libère l'essence de l'herbe.

Séchage des légumes

Le séchage des légumes, technique de conservation ancestrale, permet de prolonger la vitalité de la récolte et de savourer l'essence des produits frais bien au-delà de leur apogée saisonnière. Ce processus méticuleux est à la fois un art et une science, nécessitant une compréhension de la composition et des caractéristiques uniques de chaque légume. Des champs ensoleillés de l'Antiquité à la cuisine moderne équipée de déshydrateurs, les méthodes de séchage des légumes tissent un récit de tradition, d'innovation et un profond respect pour les dons de la terre.

*Séchage au soleil :*La forme de séchage la plus primitive et la plus poétique, le séchage au soleil, repose sur la chaleur généreuse et l'éclat du soleil. Dans les régions bénéficiant d'un ensoleillement abondant, les légumes comme les tomates, les poivrons et les aubergines sont tranchés ou coupés en deux et disposés sur des séchoirs. La douce chaleur du soleil et le murmure du vent déclenchent un lent processus de dessiccation, évaporant progressivement l'humidité des légumes. De ce voyage sans hâte naissent des trésors séchés au soleil, imprégnés de saveurs concentrées qui racontent l'histoire des champs ensoleillés et de l'abondance de l'été.

*Séchage à l'air:*Faisant écho à la simplicité du séchage au soleil, le séchage à l'air est une méthode profondément ancrée dans les traditions culinaires. Cette méthode est particulièrement adaptée aux herbes, à l'ail et aux oignons. Les légumes sont enchaînés ou disposés dans des espaces bien aérés, permettant à l'air de circuler librement. Ce processus lent et doux préserve les qualités essentielles des légumes, empêchant la croissance de micro-organismes nuisibles tout en conservant leurs saveurs naturelles et leur valeur nutritionnelle.

*Séchage au four :*Dans la cuisine moderne, où l'efficacité cohabite souvent avec le désir de saveurs naturelles, le séchage au four apparaît comme une méthode polyvalente. Les légumes ayant une teneur plus élevée en humidité, comme les champignons, peuvent être tranchés et placés sur des plaques à pâtisserie. La basse température du four permet une déshydratation contrôlée, transformant les champignons en morceaux riches en umami. Cette méthode offre une alternative accessible à ceux qui n'ont pas accès aux climats ensoleillés, idéaux pour le séchage traditionnel.

*Déshydratation :*Les déshydrateurs électriques, équipés de réglages de température réglables, offrent un environnement contrôlé pour sécher les légumes avec efficacité et précision. Cette méthode est particulièrement avantageuse pour les légumes comme les carottes, les courgettes et les poivrons. Tranchés uniformément, les légumes sont disposés sur des plateaux à l'intérieur du déshydrateur. La chaleur douce de la machine extrait méthodiquement l'humidité, ce qui

donne des légumes en conserve qui peuvent être
réhydratés pour des soupes, des ragoûts ou simplement
appréciés comme collations.

Plongeons dans le monde de deux légumes polyvalents –
les tomates et les poivrons – pour comprendre l'art
nuancé du séchage. Les tomates séchées au soleil, avec
leur douceur intense et leur saveur concentrée, sont
souvent tranchées et exposées au soleil. Le processus
lent permet aux tomates de se transformer en joyaux
savoureux qui rehaussent les salades, les pâtes et les
sandwichs.

Les poivrons, connus pour leurs couleurs vibrantes et
leur texture croquante, trouvent une nouvelle identité
grâce à la déshydratation. Tranchés ou coupés en dés, les
poivrons subissent un séchage contrôlé dans un
déshydrateur, devenant ainsi des incontournables du
garde-manger qui ajoutent de la profondeur à une
myriade de plats.

*Blanchiment :*Pour certains légumes, le blanchiment –
une brève immersion dans l'eau bouillante suivie d'un
refroidissement rapide dans de l'eau glacée – sert
d'étape préliminaire avant le séchage. Ce processus
permet de préserver la couleur, la saveur et la qualité
nutritionnelle des légumes comme les haricots verts, le
brocoli et les pois. L'étape de blanchiment est

particulièrement bénéfique pour les légumes contenant des enzymes qui pourraient provoquer des modifications indésirables lors du séchage.

Rituels de stockage : Une fois que les légumes ont terminé leur parcours de séchage ; un stockage approprié est primordial pour maintenir leur qualité. Les légumes séchés doivent être conservés dans des contenants hermétiques dans un endroit frais et sombre. Les sacs sous vide ou les bocaux en verre offrent une protection contre la lumière, l'air et l'humidité, garantissant ainsi que les légumes conservés conservent leurs saveurs et leur valeur nutritionnelle pendant une période prolongée.

Le succès du séchage des légumes dépend de l'observation attentive des indicateurs de qualité. Les légumes séchés doivent conserver leur couleur, quoique légèrement atténuée, reflétant les teintes de leurs homologues frais. La texture, bien que transformée, doit néanmoins permettre la réhydratation sans compromettre l'intégrité structurelle du légume. Les arômes, concentrés grâce au processus de séchage, doivent évoquer l'essence du jardin.

Des champs ensoleillés de l'Antiquité aux élégants déshydrateurs des cuisines modernes, l'essence de cette pratique reste ancrée dans le désir de capturer et de prolonger la générosité de la nature.

Aliments surgelés

La congélation des aliments, une innovation culinaire qui s'étend à la fois aux cuisines industrielles et aux garde-manger domestiques, est une méthode de conservation transformatrice qui nous permet de prolonger la durée de vie des denrées périssables tout en conservant la saveur, la texture et la nutrition. Des technologies de surgélation instantanée des producteurs alimentaires commerciaux au bourdonnement des compartiments congélateurs résidentiels, la congélation est devenue un allié culinaire, offrant la commodité sans compromettre l'intégrité de nos plats préférés. Cette exploration de l'art et des techniques de congélation des aliments dévoile la danse complexe entre la température, le temps et la conservation des délices culinaires.

*La polyvalence de la congélation :*La beauté de la congélation des aliments réside dans sa polyvalence. Presque tous les plats, des soupes et ragoûts copieux aux pâtisseries et ragoûts délicats, peuvent être conservés par congélation. Cette flexibilité a fait de la congélation un élément fondamental de la planification des repas et une stratégie permettant de gagner du temps, tant pour les ménages occupés que pour les cuisines professionnelles.

*Choisir les bons candidats :*Tous les aliments ne sont pas égaux en matière de congélation. Certains ingrédients se congèlent magnifiquement, conservant leurs qualités d'origine lors de la décongélation, tandis que d'autres peuvent subir des changements de texture. Les légumes robustes comme les pois et les carottes, les viandes, la volaille et certains fruits se congèlent souvent bien. Les produits laitiers, cependant, peuvent subir des altérations de texture et les légumes à forte teneur en eau comme la laitue peuvent devenir mous une fois congelés.

Préparation pour le Deep Chill : Avant que les aliments ne se lancent dans leur voyage glacé, une bonne préparation est primordiale. Cela implique de nettoyer, de couper et, dans certains cas, de blanchir. Le blanchiment, une brève plongée dans l'eau bouillante suivie d'un refroidissement rapide, aide à conserver la couleur, la saveur et les nutriments. Une fois préparés, les aliments sont souvent divisés en portions de la taille d'un repas, ce qui favorise la commodité et minimise le temps de décongélation en cas de besoin.

Techniques d'emballage : L'emballage est un élément essentiel du processus de congélation. L'objectif est de créer un environnement hermétique et résistant à l'humidité pour éviter les brûlures de congélation et maintenir la qualité des aliments. Les sacs sous vide, les contenants hermétiques et le film alimentaire peuvent tous être des outils efficaces. L'élimination de l'excès d'air est particulièrement cruciale, car l'air emprisonné peut entraîner une oxydation et compromettre le goût et la texture des aliments surgelés.

*Le rituel du congélateur :*La congélation proprement dite des aliments est une danse délicate entre la température et le temps. Les congélateurs domestiques, généralement réglés à 0°F (-18°C) ou moins, créent un environnement dans lequel la formation de cristaux de glace est contrôlée. La congélation rapide est essentielle pour éviter le développement de gros cristaux de glace qui peuvent endommager la structure cellulaire des aliments, notamment les fruits et légumes.

*Décongeler avec précision :*Lorsqu'il est temps de redonner vie à des trésors gelés, un processus de décongélation réfléchi est essentiel. Une décongélation lente au réfrigérateur ou à température ambiante aide à conserver la texture et la qualité de nombreux aliments. Cependant, pour ceux qui ont besoin d'une solution plus rapide, le micro-ondes ou un bain d'eau froide peuvent accélérer le processus sans compromettre l'intégrité globale du plat.

Le succès de la congélation des aliments peut être constaté grâce à une observation attentive des indicateurs de qualité. Les aliments surgelés doivent conserver leur couleur, ce qui indique la préservation de leur attrait visuel et de leur contenu nutritionnel. La texture, bien que modifiée, doit toujours offrir une bouchée satisfaisante, que ce soit sous la forme d'un légume décongelé ou d'une cocotte réchauffée. Les saveurs doivent refléter l'essence des plats fraîchement préparés, permettant à chaque bouchée de rappeler l'excellence culinaire.

*Préserver la magie culinaire :*La congélation des aliments, qu'elle soit réalisée à l'échelle industrielle ou dans le cadre douillet d'une cuisine familiale, est une célébration de la magie culinaire. Des lasagnes surgelées qui sortent du four avec l'arôme d'un repas fait maison aux fruits surgelés individuellement qui se transforment en smoothies rafraîchissants, l'art de surgeler les aliments est un allié omniprésent dans le monde de la cuisine moderne.

CHAPITRE 11

PRÉSERVER LES ESSENTIELS:

Stockage des aliments et préparation aux situations d'urgence

Le stockage des aliments et la préparation aux situations d'urgence constituent des piliers de la résilience, protégeant les individus et les communautés contre les défis imprévisibles de la vie. Dans la danse complexe de la vie quotidienne, où les incertitudes peuvent surgir de manière inattendue, l'importance de disposer d'un système solide pour stocker et accéder à la nourriture ne peut être surestimée.

Construire une base solide : comprendre les bases du stockage des aliments

Au cœur d'un stockage efficace des aliments se trouve une compréhension fondamentale de la science derrière la conservation. Depuis les caves à racines et la mise en conserve jusqu'à la réfrigération et la congélation modernes, la gamme de techniques disponibles offre une riche diversité pour répondre à des besoins divers. La fraîcheur d'une cave à racines bien entretenue, qui rappelle les anciennes traditions agraires, peut prolonger la durée de conservation des légumes-racines, des fruits et des conserves. Pendant ce temps, la précision de la mise en conserve, avec sa fusion de température et de temps, transforme l'abondance saisonnière en pots de confitures, de cornichons et de sauces ressemblant à des bijoux qui peuvent orner les tables tout au long de l'année.

Adoptant la modernité, la réfrigération et la congélation offrent la commodité de conserver un plus large éventail d'aliments avec un impact minimal sur leur qualité. La fonctionnalité constante d'un réfrigérateur ou d'un congélateur bien entretenu devient une constante rassurante dans la symphonie des cuisines contemporaines, permettant de conserver les produits frais, les produits laitiers, les viandes et même les plats préparés pendant de longues périodes. Cependant, cette commodité moderne comporte ses propres considérations, car l'équilibre délicat entre la température et le temps doit être maintenu pour garantir la préservation des saveurs, des textures et de la valeur nutritionnelle.

Préparation aux situations d'urgence : naviguer dans l'imprévisible

Dans la grande séquence de la vie, des situations d'urgence peuvent survenir sans avertissement, créant ainsi des défis inattendus dans le tissu de notre existence. Dans ces moments-là, un solide plan de préparation aux situations d'urgence devient la boussole guidant les individus et les communautés à travers le labyrinthe des incertitudes. Ce plan va au-delà du besoin immédiat d'un abri et de soins médicaux pour englober le domaine vital de la subsistance.

Stocker des stocks : le rôle des approvisionnements alimentaires d'urgence

La pierre angulaire de la préparation aux situations d'urgence est la création d'une réserve bien garnie de fournitures alimentaires d'urgence. Cet éventail de provisions doit être soigneusement sélectionné pour garantir un équilibre entre la valeur nutritionnelle, la stabilité de conservation et la facilité de préparation. Les conserves, grâce à leur durabilité et leur polyvalence, deviennent l'épine dorsale de ces produits, offrant une gamme de fruits, de légumes, de soupes et de protéines capables de résister à l'épreuve du temps. Les céréales séchées, les haricots et les pâtes, qui forment une base solide, complètent l'ensemble, fournissant une subsistance qui transcende le chaos immédiat des situations d'urgence.

L'émergence de kits alimentaires d'urgence spécialisés simplifie encore davantage la préparation, en condensant un ensemble diversifié de produits essentiels dans des emballages compacts et facilement transportables. Ces kits, souvent composés de repas déshydratés ou lyophilisés, nécessitent une préparation minimale, ce qui les rend inestimables dans les situations où les ressources et le temps peuvent être rares. L'art du stockage alimentaire d'urgence implique non seulement la sélection des aliments, mais également une attention méticuleuse à la rotation, garantissant que les approvisionnements restent dans leurs fenêtres de fraîcheur et nutritionnelles optimales.

L'eau : l'élément vital de la préparation

Au milieu des complexités de la préparation aux situations d'urgence, l'approvisionnement en eau apparaît comme un pilier tissé de fils de vie lui-même. La dépendance du corps humain à l'eau est absolue, ce qui en fait une pierre angulaire non négociable de tout plan de préparation. Les stratégies de stockage, de purification et d'accès à l'eau deviennent des éléments essentiels, façonnant la résilience des individus et des communautés face à des défis imprévus.

Les solutions de stockage vont de la simplicité de l'eau en bouteille à des configurations plus complexes telles que des barils d'eau ou des tablettes de purification. L'art de la préparation ne réside pas seulement dans l'accumulation de l'eau, mais également dans la mise en place de systèmes garantissant sa propreté et sa disponibilité permanentes. Les systèmes de filtration, qu'ils soient portables pour un usage individuel ou de papeterie pour des groupes plus importants, deviennent les gardiens de cette ressource vitale, filtrant les contaminants et assurant un approvisionnement en eau potable et salubre.

Préserver les denrées périssables : considérations liées à la réfrigération et à l'énergie

Si les produits en conserve et déshydratés constituent la base solide des approvisionnements alimentaires d'urgence, la séquence de préparation doit également tenir compte des défis posés par la perte potentielle de sources de réfrigération et d'énergie. En cas d'urgence, les pannes de courant peuvent rapidement transformer le bourdonnement fiable des réfrigérateurs et des congélateurs en un silence inquiétant. Ici, la préservation des denrées périssables devient une danse délicate, nécessitant une prise de décision rapide et des stratégies ingénieuses.

Les glacières, grâce à leurs propriétés isolantes, peuvent servir de gardiens temporaires des denrées périssables, prolongeant leur fraîcheur pendant une durée limitée.

L'ajout de blocs de glace ou de neige carbonique améliore l'effet de refroidissement, offrant ainsi une solution de fortune lorsque la réfrigération traditionnelle n'est pas disponible. Dans ce contexte, la séquence de préparation implique non seulement le stockage initial de produits non périssables, mais également un plan stratégique pour la transition progressive vers des méthodes de conservation alternatives lorsque la fiabilité de la réfrigération diminue.

Adaptabilité culinaire : cuisiner dans des conditions d'urgence

Au milieu des situations d'urgence, le paysage culinaire subit un changement transformateur, qui nécessite adaptabilité et ingéniosité. La séquence de cuisson d'urgence implique non seulement la sélection de provisions appropriées, mais également la compréhension des méthodes de cuisson alternatives qui peuvent être rendues nécessaires par l'indisponibilité des infrastructures de cuisine traditionnelles.

Les réchauds portables, les barbecues de camping ou même les cuisinières solaires deviennent les héros méconnus des cuisines d'urgence, offrant les moyens de préparer des repas chauds lorsque les cuisinières ou les fours conventionnels sont inaccessibles. L'art de cuisiner dans de telles conditions allie simplicité et efficacité, en utilisant des recettes tout-en-un, des conserves et des repas déshydratés qui nécessitent un minimum de préparation et de ressources. La séquence de cuisine d'urgence devient une toile de créativité sous contraintes, où l'adaptabilité est le coup de pinceau qui transforme les provisions de base en nourriture nourrissante.

Résilience communautaire : partage des efforts de préparation

La séquence de préparation s'étend au-delà des ménages individuels pour englober le tissu communautaire des quartiers et des communautés. En temps de crise, la force d'une communauté réside non seulement dans la préparation des individus mais aussi dans les stratégies collectives qui assurent le bien-être de tous. Les initiatives communautaires, telles que les banques alimentaires d'urgence et les réseaux d'entraide, deviennent des fils conducteurs de la séquence de résilience.

Le partage de ressources, de compétences et de connaissances favorise un sentiment d'interconnectivité qui contribue à un filet de sécurité solide. Les jardins communautaires, conçus dans un souci de résilience, contribuent à la séquence locale de préparation en cultivant des produits frais qui peuvent être partagés entre voisins. Les efforts de collaboration visant à créer des plans de préparation aux situations d'urgence, à organiser des exercices et à diffuser des informations cruciales renforcent davantage le tissu communautaire, garantissant qu'aucun fil ne soit laissé vulnérable face à l'adversité.

Éduquer à la résilience : la connaissance comme fil conducteur

Dans la grande séquence de préparation, la connaissance apparaît comme le fil conducteur qui relie tous les éléments entre eux. Éduquer les individus et les communautés sur les principes du stockage des aliments, de la préparation aux situations d'urgence et des pratiques durables devient un investissement dans la résilience. Les ateliers, le matériel d'information et les initiatives communautaires servent de métiers à tisser cette séquence éducative, dotant les individus des compétences et des connaissances nécessaires pour naviguer dans les complexités d'une époque incertaine.

L'art de la préparation n'est pas statique mais évolue avec la nature dynamique des situations d'urgence et les enseignements tirés de chaque expérience. Cela implique un processus continu de réflexion, d'adaptation et d'apprentissage, où la séquence tissée devient un document vivant de résilience. Alors que les individus et les communautés se lancent dans ce voyage de préparation, ils contribuent à un récit collectif qui célèbre la force que l'on trouve dans l'unité, l'ingéniosité et l'esprit inébranlable de persévérance humaine. Dans le tissage complexe de la préparation, les fils de la connaissance, de la communauté et de l'adaptabilité s'entrelacent pour créer une séquence qui résiste à la nature imprévisible de la vie.

9 7 9 8 8 7 9 7 4 9 4 3 4